U0344775

寨卡病毒病与口岸疫情防控

詹思明　孟传金　陈胤瑜　主编

中国质检出版社
中国标准出版社
北　京

图书在版编目(CIP)数据

寨卡病毒病与口岸疫情防控/詹思明，孟传金，陈胤瑜主编.
—北京:中国质检出版社，2017.1
ISBN 978 - 7 - 5026 - 4389 - 8

Ⅰ.①寨…　Ⅱ.①詹…②孟…③陈…　Ⅲ.①蚊科—虫媒病毒—
病毒病—疫情管理　Ⅳ.①R183.5

中国版本图书馆 CIP 数据核字（2016）第 307142 号

中国质检出版社
中国标准出版社
出版发行

北京市朝阳区和平里西街甲 2 号（100029）
北京市西城区三里河北街 16 号（100045）
网址：www.spc.net.cn
总编室：(010) 68533533　发行中心：(010) 51780238
读者服务部：(010) 68523946
中国标准出版社秦皇岛印刷厂印刷
各地新华书店经销

*

开本 787×1092　1/16　印张 14.75　字数 298 千字
2017 年 1 月第一版　　2017 年 1 月第一次印刷

*

定价 58.00 元

编委会

序

　　2014 年西非暴发的埃博拉疫情硝烟尚未散去，2015 年 MERS 疫情就悄悄来袭，2016 年大规模暴发于南美的寨卡疫情又直逼我国国境。近年来，各种新发烈性传染病层出不穷，国境口岸疫情防控任务艰巨、形势严峻。

　　寨卡病毒病是由寨卡病毒引起、通过蚊媒传播的一种自限性急性疾病。该病于 1947 年首次在非洲乌干达发现，2007 年以前主要在非洲和亚洲散发流行。2015 年 5 月，巴西首次确认寨卡疫情本土传播后，疫情迅速蔓延扩散至南美洲多个国家，并出现了与之相关的数千例新生儿小头畸形和格林－巴利综合症等疑似病例。2016 年 2 月 1 日，世界卫生组织宣布，发生在巴西、与寨卡病毒感染相关的新生儿小头畸形和其他神经系统疾病聚集性病例构成了国际关注突发公共卫生事件。截止 2016 年 9 月 8 日，全球 72 个国家和地区报告了蚊媒传播的寨卡疫情，20 个国家报告与寨卡病毒有关的新生儿小头畸形和其他中枢神经系统畸形疫情，18 个国家报告与寨卡病毒有关的格林－巴利综合症，疫情形势日益严峻。面对这一起国际关注突发公共卫生事件，世界卫生组织、世界银行及各国都迅速行动。世界卫生组织按照《国际卫生条例（2005）》先后召开了三次突发事件紧急委员会会议，发布《寨卡战略应对框架及联合行动计划》和技术指南及临时建议、调拨应急资金、督促全球各国应对疫情，增强对寨卡病毒及其相关并发症的监测，对 2016 年巴西里约奥运寨卡风险进行评估并发布指导方针等。世界银行为疫情肆虐最严重的拉丁美洲和加勒比海地区提供 1.5 亿美元资金，用于抗击寨卡疫情。美国政府拨款 11 亿美元抗击寨卡疫情。拉美各国政府积极采取措施，通过加大灭蚊力度、加强边境检疫、提高诊断水平等手段遏制疫情发展。

　　寨卡病毒病的主要传播媒介埃及伊蚊、白纹伊蚊，在我国多个省份均有分布。近年来，我国多地检验检疫部门还在入境船舶等交通工具中多次发现上述蚊媒的成蚊及幼虫。与此同时，我国与世界各国贸易和人员往来频密，往来中国、南美从事商务、劳务、留学的人员数以十万计。据统计，仅广东省江门市恩平地区在寨卡疫情流行区——南美委内瑞拉一国长期居留的华侨同胞就高达 18 万人以上。2016 年 9 月 2 日，著名医学杂志《柳叶刀》刊登最新寨卡疫情亚洲和非洲风险报告称，若疫情持续暴发，位于亚洲地区的印度、中国和印尼恐怕将有最多人口暴露在寨卡风险之下。近期，东南亚新加坡、越南等国暴发的寨卡疫情已经为之敲响了警钟。上述情况表明，我国部分地区存在着寨卡病毒病流行的条件，与寨卡疫情流行区的人员往来频繁，如果不能在输入性疫情传播的初期进行有效控制，将导致疫情的大规模暴发，造成严重后果。

为保护广大人民群众健康、维护社会稳定和经济发展，党中央、国务院高度重视寨卡疫情防控工作。质检总局、国家卫生计生委、交通部、商务部等八部委联合发布了《关于防控寨卡病毒病疫情传入我国的公告》，先后出台了《寨卡病毒病诊疗方案》、《寨卡病毒病防控方案》等一系列防控文件，建立了国境口岸和国内无缝衔接的寨卡疫情防控体系，在寨卡疫情防控中发挥了重要作用。截至2016年9月12日，我国内地报告输入性寨卡病例已达23例，其中为口岸发现或经口岸通报后续调查发现的病例就达12例。广东地处我国对外开放的前沿阵地，拥有传承已久的出国、经商、务工、留学传统，是重要的侨乡和境外尤其是南美地区旅客前往中国工作生活的重要目的地和中转枢纽广东口岸处于寨卡疫情防控的"桥头堡"和第一前沿阵地，广东省寨卡病毒病输入病例高达14例，占全国的60.87%。兵马未动、粮草先行，广东检验检疫局在寨卡疫情尚未全球暴发之际，未雨绸缪，建立了检测技术方法、做好了技术储备，成功检出了我国口岸首例输入性寨卡病毒病病例，并及时开展了病毒分离培养等后续研究，为国内寨卡疫情的防控做好了准备、赢得了时间、打了一场漂亮的前哨战！

该书的编写人员是奋战在广东出入境检验检疫口岸一线的专家，具有丰富的实践经验，他们综合国内外寨卡疫情研究的最新进展，对寨卡病毒病及口岸疫情防控情况做了系统介绍，内容丰富，案例生动，实用性强。该书的编辑出版是贯彻和落实国家"健康中国2030"规划纲要建立全球传染病疫情信息智能监测预警、口岸精准检疫的口岸传染病预防控制体系，建立基于源头防控、境内外联防联控的口岸突发公共卫生事件应对机制，主动预防、控制和应对境外突发公共卫生事件，全方位、全周期维护和保障人民健康等要求的具体措施。该书的出版将大大提高我国检验检疫、医疗卫生及其他工作者对寨卡疫情的认识水平和口岸监测能力，对防止该病传入我国，预防和控制其在国内流行，持续巩固和提升口岸核心能力，不断完善中国特色口岸公共卫生体系都具有重要意义。

国家质检总局卫生检疫监管司司长

骆际文

2016.10.28

前言

　　2014 年开始暴发的西非埃博拉疫情还没有完全结束，2015 年南美洲又暴发流行一种虫媒病毒——寨卡病毒病。寨卡病毒病是由寨卡病毒引起、通过蚊媒传播的一种自限性急性疾病，临床症状包括发热、皮疹、关节痛、肌肉痛、结膜炎等。感染寨卡病毒后，约 80% 的人为隐性感染，仅有 20% 的人出现症状，一般持续 2~7 天后自愈，重症和死亡病例少见。2016 年 2 月 1 日，世界卫生组织（WHO）宣布，发生在巴西，与寨卡病毒感染相关的新生儿小头畸形和其他神经系统疾病聚集性病例构成了国际关注的突发公共卫生事件。

　　寨卡病毒于 1947 年在非洲乌干达首次被发现后，至 2007 年以前主要在非洲和亚洲传播流行。自 2007 年始，寨卡病毒传入太平洋地区，导致密克罗尼西亚联邦的雅浦岛出现全球首次寨卡病毒病暴发疫情。2013~2014 年，在南太平洋的法属波利尼西亚、复活节岛、库克岛和新喀里多尼亚 4 个岛屿暴发疫情。2015 年，病毒传入巴西后迅速在南美洲蔓延扩散至多个国家。北美洲的美国和加拿大、亚洲（包括我国）及欧洲部分国家，都有输入性寨卡病毒病病例的报告。截至 2016 年 6 月 15 日，世界卫生组织通报 60 个国家和地区存在寨卡病毒感染病例，其中，52 个国家和地区报告寨卡病毒病本地传播病例，10 个国家报告寨卡病毒人际传播的证据，至今我国已发现 21 例输入性寨卡病毒感染病例。

　　2015 年 12 月 1 日，世界卫生组织和泛美卫生组织联合发布流行病学预警，建议其成员国建立和保持识别、确认寨卡病例的能力，在医疗机构准备好设施，用于对有需要的增加病例和对神经系统症状的特殊护理，并呼吁各国持续采取有效的蚊媒控制措施和公共卫生措施控制蚊媒。2016 年 2~6 月，世界卫生组织先后召集突发事件委员会，召开了三次关于寨卡病毒与已观察到的神经疾患和新生儿畸形增加问题的会议，并与泛美卫生组织和合作伙伴公布《2016 年 7 月至 2017 年 12 月寨卡战略应对计划》。2016 年 2 月 8 日，美国 CDC 将寨卡病毒病应急响应提高至最高级，美国政府向国会申请 10 多亿美元的专项经费，用于支持本国及协助寨卡病毒病流行国家开展疫情防控；建议孕妇与计划怀孕的女性，暂时避免前往拉美和加勒比海地区寨卡病毒流行的地方旅游，并发布 2016 年奥运会和残奥会旅行卫生提示。欧美其他国家和拉丁美洲巴西等国家也纷纷采取措施防控疫情。

寨卡病毒在全球范围的传播呈上升趋势，这对我国的疫情防控工作提出了新的挑战。近年来中国与世界各国贸易和人员往来频繁，美洲作为我国"一带一路"国家战略至关重要的合作伙伴，每年在我国从事商务、劳务、留学和旅游的美洲人员超300万人次，存在寨卡病毒病病例输入我国的风险。我国海南、云南、广西、广东等地有埃及伊蚊分布，河北、山西、陕西以南的广大地区有白纹伊蚊分布，存在境内传播扩散疫情的风险。党中央及国务院领导高度重视寨卡疫情的防控工作，并做出重要批示。国务院于2016年2月1日正式启动了由国家卫生计生委牵头，以中宣部、国家质检总局、外交部、公安部、交通运输部、商务部、国家旅游局、国家民航局等17个部委为成员单位的疫情防控联防联控机制，明确了"密切关注、防控为主、科学应对"的原则，坚持"以防控疫情输入为主、以专群结合预防为主、以重点地区防控为主"的"三为主"的防控策略，共同强化疫情防范和应对准备措施。

作为口岸公共卫生安全的第一道防线，检验检疫部门一直扮演着不可替代的特殊使命，在维护公民人身安全和社会稳定方面发挥了非常积极而重要的作用。面对此次多地暴发的寨卡疫情，国家质检总局认真落实党中央、国务院领导有关批示，发布了《质检总局关于防止寨卡病毒感染疫情传入我国的公告》，全面部署了口岸寨卡病毒疫情的卫生检疫工作，要求要加强口岸的技术储备和人员的技术培训，提高口岸一线工作人员对寨卡病毒的早期识别、诊疗能力和疫情处置能力；加强口岸检疫查验，对重点国家、重点人群、重点口岸实施重点布控和监测；加强口岸灭蚊防蚊及蚊媒监测工作，完善联防联控机制；加强宣传，引导公众参与疫情防控。2016年2月，广东检验检疫局检出了全国口岸首例、全国第二例输入性寨卡病毒感染病例。

本书由广东出入境检验检疫局组织编写，参编人员长期工作在卫生检疫一线，全程亲身参与了本次口岸寨卡病毒病疫情防控工作，具有较高的理论水平和丰富的防控经验。本书内容紧密结合口岸寨卡病毒病实际工作，采用了详实的检测案例和防控工作实例，援引了国家质检总局、国家卫生计生委、中国疾病预防控制中心等权威机构的技术指南和操作规范。其中，第一章"流行病学"全面介绍寨卡病毒病疫情的流行病学情况，重点讲述了2015年迅速蔓延的寨卡病毒病流行病学特点以及由此对疫情发展和防控工作的影响；第二章"临床表现与诊断治疗"介绍了寨卡病毒病的临床特征、诊断与鉴别诊断及其现有的治疗方法，剖析了寨卡病毒与新生儿小头畸形和格林-巴利综合征的关系；第三章"病原学"全面介绍了寨卡病毒的生物学特性、基因组结构和编码蛋白、病毒型别及最新的研究成果；第四章"实验室检测"紧密结合工作实际，系统介绍了寨卡病毒检测样本的采集、运送、包装、保存，血清学、分子生物学检测，病毒分离与鉴定等实验室检测工作相关的全部流程，并列举了全国口岸首例输入性寨卡病毒感染病例的实验室检测；第五章"实验室生物安全"结合寨卡病毒的风险评估，详细阐述了寨卡病毒的实验室生物安全操作要求、所需的个人防护装备和实验室消毒处理；第六章"监测、预防与控制措施"介绍了我国和口岸对寨卡病毒病的监测和控制传染病三个环节的措施；第七章"寨卡疫情防控措施"全面介绍了国际、我国和口岸的疫情防控政策和防控措施及工作经验，并结合实例分析了全国首例、口岸首例和全国首起家庭聚集性感染病例的发现和处置。各章之间层层递进，相互衔接，互为整体，全面、系统地阐述了本次寨卡病毒病疫情的发生、发展、防控措施及各方面取得的进展。

随着寨卡病毒病疫情发展和各项研究的逐步深入，本书中的部分内容也必将不断更新。由于编写时间仓促，书中难免存在错误和不足之处，敬请读者批评指正。

编者
2016 年 8 月

目录

序

前　言

第一章　流行病学 ………………………………………………………… 1

　　第一节　流行概况及流行特征 ……………………………………… 1

　　第二节　传染源 ……………………………………………………… 6

　　第三节　传播媒介传播途径 ………………………………………… 7

　　第四节　易感人群 …………………………………………………… 16

　　本章参考文献 ………………………………………………………… 17

第二章　临床表现与诊断治疗 ………………………………………… 23

　　第一节　临床表现 …………………………………………………… 23

　　第二节　诊　断 ……………………………………………………… 31

　　第三节　治　疗 ……………………………………………………… 37

　　本章参考文献 ………………………………………………………… 39

第三章　病原学 ………………………………………………………… 42

　　第一节　病毒起源 …………………………………………………… 42

　　第二节　生物学特性 ………………………………………………… 44

　　第三节　基因组结构 ………………………………………………… 47

　　第四节　病毒型别 …………………………………………………… 48

　　第五节　寨卡病毒的最新研究进展 ………………………………… 49

　　本章参考文献 ………………………………………………………… 52

第四章　实验室检测 ……………………………………………… 54

　　第一节　实验室检测技术简介 ………………………………… 54

　　第二节　样本的采集、包装、运送、处理及保存 …………… 56

　　第三节　常规实验室检查 ……………………………………… 59

　　第四节　血清学检测 …………………………………………… 59

　　第五节　分子生物学检测 ……………………………………… 69

　　第六节　病毒分离和鉴定 ……………………………………… 76

　　第七节　全国口岸首例输入性寨卡病毒感染病例实验室检测 … 80

　　本章参考文献 …………………………………………………… 86

第五章　实验室生物安全 ………………………………………… 92

　　第一节　个人防护 ……………………………………………… 92

　　第二节　实验室生物安全操作要求 …………………………… 94

　　第三节　实验室消毒处理 ……………………………………… 102

　　本章参考文献 …………………………………………………… 105

第六章　监测、预防与控制措施 ………………………………… 106

　　第一节　监测 …………………………………………………… 106

　　第二节　控制传染源 …………………………………………… 113

　　第三节　控制传播媒介 ………………………………………… 114

　　第四节　保护易感人群 ………………………………………… 119

　　本章参考文献 …………………………………………………… 121

第七章　寨卡疫情防控措施 ……………………………………… 123

　　第一节　寨卡疫情防控的国际应对 …………………………… 123

　　第二节　我国国内的寨卡疫情防控措施 ……………………… 130

　　第三节　国境口岸寨卡疫情防控措施 ………………………… 133

　　第四节　广东口岸寨卡疫情防控措施 ………………………… 135

　　第五节　输入性寨卡病毒典型案例的发现与处置 …………… 140

　　本章参考文献 …………………………………………………… 147

附录文件 ·· 149

附录1 国家卫生计生委办公厅关于印发防控寨卡病毒疫情应急预案

　　　的函 ··· 150

附录2 质检总局卫生司关于加强国际交通工具上寨卡病毒等疫情防

　　　控工作的通知 ······································· 156

附录3 质检总局卫生司：寨卡病毒病和黄热病等重点传染病口岸防

　　　控工作指导方案 ····································· 159

附录4 关于防控寨卡病毒病疫情传入我国的公告 ··············· 193

附录5 国家卫生计生委办公厅关于印发寨卡病毒病诊疗方案（2016年

　　　第2版）的通知 ····································· 196

附录6 国家卫生计生委办公厅关于印发寨卡病毒病防控方案（第二版）

　　　的通知 ··· 202

口岸寨卡工作纪实 ·· 217

第一章　流行病学

第一节　流行概况及流行特征

一、寨卡病毒病简介

寨卡病毒病（Zika virus disease）是由寨卡病毒（Zika virus，ZIKV）引起、通过蚊媒传播的一种自限性急性疾病。寨卡病毒主要通过伊蚊叮咬传播。研究提示该病毒可通过性接触、母婴和输血等途径传播，是小头畸形和格林巴利综合症等神经系统疾病的原因之一。寨卡病毒是到目前为止发现的第一个可经性途径传播和第一个可先天性传播的虫媒病毒。感染寨卡病毒后，约80％为隐性感染，仅20％出现临床症状，重症病例和死亡病例少见。

寨卡病毒于1947年在非洲乌干达首次被发现后，至2007年以前主要在非洲和亚洲散发流行。自2007年始，寨卡病毒传入太平洋地区，导致密克罗尼西亚联邦的雅浦岛首次出现全球寨卡病毒病暴发疫情。2013～2014年，在南太平洋的法属波利尼西亚、复活节岛、库克岛和新喀里多尼亚4个岛屿暴发疫情。2015年，病毒传入巴西后迅速在南美洲蔓延并扩散至多个国家。北美洲的美国和加拿大、亚洲（包括我国）及欧洲部分国家都有输入性寨卡病毒病病例的报告。目前，南美洲的寨卡病毒病疫情仍在继续。

自2016年2月9日我国确诊首例输入性寨卡病毒病病例后，截至2016年6月8日，我国已有21例输入性寨卡病毒病病例（广东省13例、浙江省4例、北京市3例、江西省1例），其中10例病例经口岸检验检疫部门现场查验、健康申报或通报后医学观察发现，其他为入境后经疾控部门跟踪调查或发病后医疗机构诊治时发现，尚无本土感染病例。

我国幅员辽阔，生态多样，广泛分布着寨卡病毒的主要传播媒介——伊蚊。根据监测及文献资料，我国埃及伊蚊主要分布于海南省沿海市（县）及火山岩地区、广东省雷州半岛、云南省西双版纳州和德宏州以及临沧市、台湾地区嘉义县以南及澎湖县部分地区；白纹伊蚊分布在北至沈阳、大连，经天水、陇南，西至西藏墨脱一线及其东南侧大部分地区。寨卡病毒病具备在我国本土流行的条件。我国人群普遍易感。当今全球一体化、区域同城化、经贸、人员、物流以及各种便利国际交通工具逐渐普遍化，更便于寨卡病毒病等国内未见分布的传染病传入和本土化。鉴于我国现有的传染病监测体系、医疗资源、人员健康常识等因素，在国境口岸加强对寨卡病毒病的主动监测，提早预警，有利于国内传染病防控应急体系及时响应，以防止本病输入引起的流行。口岸寨卡病毒病防控是当前口岸卫生检疫工作一项重要的任务，同时，也是对我国新发传染病预防与控制的新挑战。

二、流行地区

寨卡病毒病主要经伊蚊叮咬传播，所以与其他蚊媒传染病一样，寨卡病毒病的分布主要与媒介伊蚊的分布相关。寨卡病毒是人们最早在乌干达监测黄热病时，于1947年从哨点捕获的恒猴体内发现的。随后，寨卡病毒病在非洲和亚洲国家地区有零星散发个案的报告。截至2007年以前，全球没有疫情暴发记录，有记录的寨卡病毒病病例总数不到20例。2007年，该病毒传播至太平洋地区，在密克罗西尼亚联邦的雅浦岛首次发生了全球暴发，对此次疫情暴发病毒的分析表明源自东南亚。2013～2014年，在南太平洋的法属波利尼西亚发生暴发疫情，报告病例约10000例，此后的回顾性调查研究指出寨卡病毒感染可能与先天性畸形、严重神经系统并发症及自身免疫并发症有相关性，尤其是2013年末寨卡病毒感染发病率升高导致伴随的格林巴利综合症发病率的升高，这一研究结果挑战了寨卡病毒感染仅导致轻症的观点。2015年开始，寨卡病毒蔓延至拉丁美洲及加勒比多个国家，同时西非佛得角也暴发了数以千计病例数的疫情。2015年5月，巴西首次确认寨卡病毒本土感染和传播后，疫情迅速在南美洲等多个国家和地区扩散，据估计至今造成了数百万的病例数。与此同时，不断有从疫情发生国家地区输出病例的报道，我国也有输入病例报道。目前，寨卡病毒病主要流行于拉丁美洲及加勒比、非洲、东南亚和太平洋岛国等国家和地区（见图1-1、图1-2和图1-3）。

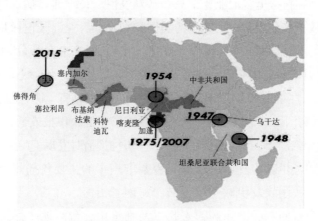

图1-1 非洲寨卡病毒受染国家和地区（1947～2016年）
图片来源：世界卫生组织网站

（http：//www.who.int/emergencies/zika-virus/timeline/en/）

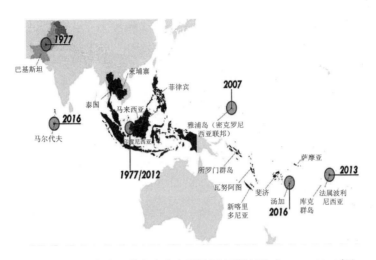

图 1-2　亚洲和太平洋寨卡病毒受染国家和地区（1947～2016 年）

图片来源：世界卫生组织网站

（http：//www. who. int/emergencies/zika - virus/timeline/en/）

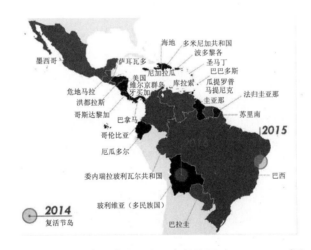

图 1-3　美洲寨卡病毒受染国家和地区（1947～2016 年）

图片来源：世界卫生组织网站

（http：//www. who. int/emergencies/zika - virus/timeline/en/）

三、寨卡病毒的流行和演变

1947 年，寨卡病毒首次在乌干达被发现。在该国寨卡森林地区开展黄热病的常规监测时，研究者从哨点捕获的恒猴的体内分离到寨卡病毒。

1948 年，在乌干达寨卡森林中捕获的非洲伊蚊体内分离到寨卡病毒。

1952 年，开始出现人类感染病例，在乌干达和坦桑尼亚的一项研究发现了首例人感染寨卡病毒病例，在其血清中检出寨卡病毒中和抗体。

1964 年，在乌干达的一名寨卡病毒研究人员染病，出现皮疹，但症状轻微，从该个案得出结论：一般情况下，没有经常从人体内分离出病毒并不奇怪。

20 世纪 60～80 年代，在非洲横跨赤道的国家和地区，研究者从超过 20 多种蚊虫体内分离到病毒，主要是伊蚊属。同时也通过血清学方法确认到很少的、散发的人感染个案。血清流行病学研究结果提示该区域人群广泛暴露于该病毒。

1969～1983 年，寨卡病毒的地理分布扩展到亚洲赤道地区，包括印度、印尼、马来西亚和巴基斯坦，在这些国家的蚊虫体内监测到病毒；同时，血清流行病学研究提示，该区域广泛人群暴露于寨卡病毒。在非洲，寨卡病毒病继续呈散发个案状态。研究者提示，寨卡病毒病临床症状与登革热和基孔肯雅热的相似性可能是该病在亚洲报告数量少的一个原因。

2007 年，寨卡病毒走出非洲和亚洲，进一步向外扩散，在位于太平洋密克罗尼西亚的雅浦（Yap）岛上暴发全球首次寨卡病毒病疫情，185 例患者出现发热、头痛、皮疹、结膜炎和关节痛等症状，其中 49 例确诊为寨卡病毒感染病例，59 例被诊断为可能病例，但没有导致住院或死亡的严重患者。在此之前，全球没有暴发记录，仅有 14 例人感染个案的记录。

2008 年，一名在塞内加尔现场工作的美国科学家感染寨卡病毒后回科罗拉多家中传染给他的妻子，这可能是寨卡病毒经性途径传播的首次记录在案的个案。

2012 年，研究者发表了对从柬埔寨、马来西亚、尼日利亚、塞内加尔、泰国和乌干达收集的寨卡病毒毒株的研究结果，首次确认寨卡病毒非洲型和亚洲型两个亚型。通过对雅浦岛暴发疫情的寨卡病毒基因分析，进一步证实该疫情源自东南亚。

2013～2014 年，太平洋地区的法属波利尼西亚岛暴发寨卡病毒病疫情，导致了数千例疑似病例。2015 年 11 月 24 日和 2016 年 1 月 27 日世界卫生组织收到了此次暴发的回顾性调查结果报告。该报告指出寨卡病毒感染与先天性畸形、严重神经系统并发症及自身免疫并发症的可能相关性，尤其是 2013 年末寨卡病毒感染发病率升高伴随着格林巴利综合症发病率的升高，调查结果挑战了寨卡病毒感染仅导致轻症的观点。在此次暴发中，从一名病愈患者的精液中分离出寨卡病毒；从 2 名母亲及其新生儿体内检出寨卡病毒；从 1505 例无症状献血者的血液中检出寨卡病毒核酸阳性。另外在太平洋的复活节岛、库克岛和新喀里多尼亚 3 个岛屿也暴发寨卡病毒病疫情。

2015 年 3 月，巴西向世界卫生组织报告，在东北部州出现了以皮疹为特点的多例病例。2015 年 2 月～4 月 29 日，这些州报告了约 7000 例皮疹病例。所有病例都是轻症病例，没有报告死亡病例。当时仅对病例样本进行了登革热、基孔肯雅、麻疹、风疹、细小病毒 B19 和肠道病毒的检测，没有排查寨卡病毒。

2015 年 5 月，巴西确认东北部州的皮疹病例是寨卡病毒病病例，为该国首次确认的寨卡病毒本土感染病例，也是美洲首次报告的寨卡病毒本土感染。

2015 年 7 月，巴西报告了与寨卡病毒感染相关的格林巴利综合症。

2015 年 10 月，哥伦比亚首次确认了寨卡病毒的本土感染病例。

2015 年 10 月，大西洋岛国佛得角首次确认了寨卡病毒病疫情的暴发，共报告 1000 多例病例。

2015 年 10 月，巴西报告了与寨卡病毒感染相关的小头畸形症。

2015 年 11 月，苏里南、萨尔瓦多、墨西哥、危地马拉、巴拉圭和委内瑞拉先后首次确认了寨卡病毒的本土感染病例。

2015 年 11 月，巴西宣布小头畸形疑似病例数继续增长成为国家公共卫生应急事件。

2015 年 11 月 17 日，泛美卫生组织和世界卫生组织发布流行病学警告，要求泛美卫生组织成员国按照 IHR 报告监测到的先天性小头畸形和其他中枢神经系统异常病例数增加的情况。

2015 年 12 月 1 日，泛美卫生组织和世界卫生组织就美洲发生的与寨卡病毒感染相关的神经系统综合症和先天性畸形发布警告。

2015 年 12 月，巴拿马、洪都拉斯、法属圭亚那、马提尼克和波多黎各联邦先后首次确认了寨卡病毒的本土感染病例。

2016 年后，随着报告寨卡病毒本土感染和输入性病例、与寨卡病毒感染相关的小头畸形和格林巴利综合症等神经系统疾病等的国家和地区数量和病例数的不断增加，对寨卡病毒感染相关的研究也不断深入，包括病例资料的收集、实验室检测、关联性研究等，对该病的认识也不断朝着系统性和全面性的方向发展。

2016 年 2 月 1 日，世界卫生组织宣布巴西近期与寨卡病毒感染相关的小头畸形和其他神经系统疾病聚集性病例构成了国际关注突发公共卫生事件。

2016 年 3 月 8 日，寨卡应急委员会第二次会议声明，小头畸形和其他神经系统疾病聚集性病例事件继续构成国际关注突发公共卫生事件，而且这些疾病与寨卡病毒相关性的证据正在增加。世界卫生组织更新了旅行建议，建议孕妇不要前往寨卡病毒疫情暴发的国家地区旅行，如果伴侣生活或到这些地方旅行则应该在怀孕期间安全性行为或禁欲。

截至 2016 年 6 月 1 日，全球 60 个国家和地区报告了持续进行的蚊虫叮咬传播的寨卡病毒感染疫情，其中 46 个国家（阿根廷、阿鲁巴、巴巴多斯、伯利兹、巴西、玻利维亚、荷属博尔内岛、哥伦比亚、哥斯达黎加、古巴、库拉索、多米尼加、多米尼加共和国、厄瓜多尔、萨尔瓦多、法属圭亚那、格林纳多、瓜德罗普岛、危地马拉、圭亚那、海地、洪都拉斯、牙买加、马丁尼克、墨西哥、尼加拉瓜、巴拿马、巴拉圭、秘鲁、波多黎各、加勒比海圣巴特岛、圣卢西亚、法属圣马丁、圣文森特和格林纳丁斯、圣马丁、苏里南、特立尼达和多巴哥、美属维尔京群岛、委内瑞拉、佛得角、马尔代夫、美属萨摩亚、斐济、马绍尔群岛、萨摩亚、汤加）是自 2015 年以来的首次暴发，此前没有证据显示病毒的流行，目前呈现出与寨卡病毒感染相关的格林巴林综合症、小头畸形和其他神经系统疾病的高风险；另 14 个国家和地区（加蓬、孟加拉、印尼、泰国、柬埔寨、老挝、密克罗尼西亚、马来西亚、新喀里多尼亚、巴布新几内亚、菲律宾、所罗门群岛、越南、瓦努阿图）2007～2014 年已有证据显示低水平的寨卡病毒传播。此外，库克群岛、法属波利尼西亚、智利的复活节岛、密克罗尼西亚联邦的雅浦岛 4 个国家和地区报告了 2007～2014 年寨卡病毒传播的证据，而目前没有病毒传播。10 个国家（阿根廷、加拿大、智利、秘鲁、美国、法国、德国、意大利、葡萄牙、新西兰）报告了寨卡病毒人人传播的证据（可能通过性途径传播）。11 个国家和地区（巴西、佛得角、哥伦比亚、法属波利尼西亚、马绍尔群岛、马丁尼克、巴拿马、波多黎各、斯洛文尼亚、西班牙和美国）报告了与寨卡病毒感染或先天性感染相关的小头畸形和其他中枢神经系统疾病。在寨卡病毒循环的情况下，13 个国家和地区（巴西、哥伦比亚、多米尼加共和国、萨尔瓦多、法属波利尼西亚、洪都拉斯、苏里南、委内瑞拉、法属圭亚那、海地、马丁尼克、巴拿马、波多黎各）报告了格林巴利综合症发病率的升高和/或至少在 GBS 病例中实验室确认一例寨卡病毒感染个案。非洲佛得角暴发的寨卡病毒亚型为亚洲型，与巴西循环的病毒亚型相同。目前的研究达成共识寨卡病毒感染是小头畸形和格林巴利综合症的原因之一。

四、流行季节

寨卡病毒病发病季节主要与当地的媒介伊蚊季节消长有关，一般发生在雨季伊蚊孳生的季节，因雨季时气温高、湿度大，既利于伊蚊的繁殖孳生，也利于病毒在蚊体内繁殖。主要流行季节为夏、秋两季，但在一些热带地区因蚊虫媒介常年均有分布，一年四季均可发生流行。凡是媒介伊蚊的自然分布区，当伊蚊密度达到一定水平而自然条件（如气温、雨量等）合适时，一旦有寨卡病毒（通过传染源或带该病毒的蚊子）传入，就有可能引起局部暴发或流行。

第二节　传染源

患者、无症状感染者和感染寨卡病毒的非人灵长类动物是该病的可能传染源。

在非洲热带雨林地区，寨卡病毒在非人灵长类动物和蚊媒之间循环，形成丛林型自然疫源地。人类属于偶然宿主，但在无非人灵长类动物的城市和森林，人作为主要的扩散宿主和潜在的储存宿主存在。普遍认为，引起寨卡病毒病流行的传染源主要为患者、隐性感染者和感染寨卡病毒的动物。

一、患者

人感染寨卡病毒后，约 20％的人在经历了 3～12 天的潜伏期后出现临床症状，寨卡病毒感染的临床表现与登革热等其他虫媒病毒感染类似，主要为发热、皮疹、结膜炎、肌肉和关节痛、全身乏力以及头痛等不典型症状，往往导致诊断困难，且这些症状一般较轻，呈自限性，持续 2～7 天。患者是寨卡病毒重要的传染源。

二、病原携带者

寨卡病毒感染者中 80％为亚临床感染，寨卡病毒隐性感染者数量众多，难以识别，且活动不受限制，在寨卡病毒的传播中有重要的意义。

三、感染动物

有研究者在实验室证实埃及伊蚊可以传播寨卡病毒给鼠和猴，寨卡病毒在蚊体内的潜伏期约为 10 天。也有研究在多种动物（例如猩猩、斑马、大象以及啮齿动物）中发现寨卡病毒抗体，表明感染寨卡病毒的非人灵长类动物以及其他动物在寨卡病毒的传播中存在一定的作用，但寨卡病毒的自然宿主仍未知。

第三节　传播媒介传播途径

目前认为，寨卡病毒传播途径包括：（1）蚊媒传播：是寨卡病毒的主要传播途径。蚊媒叮咬寨卡病毒感染者而被感染，其后再通过叮咬的方式将病毒传染给其他人；（2）人与人之间的传播。

森林型传播模式涉及非人类灵长类动物和栖息在森林的伊蚊（见图 1-4）。在亚洲，森林型传播模式尚未确定。在非洲和亚洲，埃及伊蚊、白纹伊蚊、非洲伊蚊、黄头伊蚊可能是地方性媒介昆虫。在城市和郊区环境中，寨卡病毒是以人-蚊-人的方式传播（见图 1-4），埃及伊蚊和白纹伊蚊已经明确与近来的暴发相关，*A. hensilli and A. polynesiensis*，非洲伊蚊、黄头伊蚊与雅浦岛和法属玻利尼西亚疫情相关。尽管埃及伊蚊和白纹伊蚊在此次暴发中意义重大，但实验发现两种媒介直接传播寨卡病毒亚洲型的能力都很低。

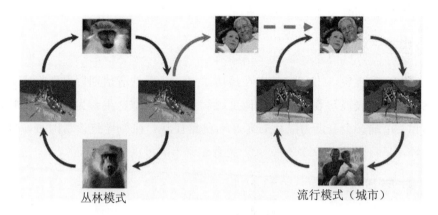

丛林模式   流行模式（城市）

图1-4 森林型传播模式

图片来源：美国CDC.

(http://www.cdc.gov/cdcgrandrounds/archives/2015/may2015.htm)

不过，在特定环境和特定时间，埃及伊蚊传播病原体的能力更高，因为该蚊群主要嗜人血，栖息地与人群距离近，并且在人类不知不觉中一次连续叮咬多人。蚊虫叮咬人类是病毒传播的必要条件，频繁叮咬人群是疫情暴发流行的原因之一，即使蚊群密度低，昆虫传播阈值低，也会发生暴发，因为埃及伊蚊生存、叮咬和产卵都距离人类很近，而且频繁叮咬、嗜人血。

一、蚊媒传播

埃及伊蚊为寨卡病毒主要传播媒介，白纹伊蚊、非洲伊蚊、黄头伊蚊等多种伊蚊属蚊虫也可能传播该病毒。研究发现，除外埃及伊蚊和白纹伊蚊，其他种属传播病毒的能力低。埃及伊蚊在分类上属于双翅目、蚊科、库蚊亚科、伊蚊属组，也是传播黄热病、基孔肯雅热等传染性疾病的重要媒介。根据监测，我国与传播寨卡病毒有关的伊蚊种类主要为埃及伊蚊和白纹伊蚊。疫情暴发时，作为宿主的人类倍增，在非洲，森林型传播方式在非人类灵长类动物间传播，其他动物在病毒传播中的作用未知。

（一）埃及伊蚊

埃及伊蚊（见图1-5）很可能起源于非洲，并随着人群迁移扩散有高度的种群适应性，适于传播登革热病毒、基孔肯雅热病毒、黄热病病毒及寨卡病毒病等。埃及伊蚊是向人类传播寨卡、登革热、基孔肯雅热和黄热病的主要蚊种。世界一半以上人口生活在有这一蚊种的地区。

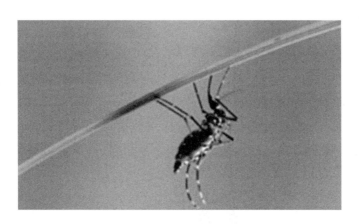

图 1 - 5　埃及伊蚊

图片来源：欧洲 CDC

（http://ecdc.europa.eu/en/healthtopics/vectors/mosquitoes/Pages/aedes - albopictus.aspx♯C2）

专家对埃及伊蚊的描述是具有"机会主义"特征，因为这种蚊子有非凡的适应力，能适应不断变化的环境，特别是因人类在地球上的居住方式变化而造成的各种环境。多年来，这种蚊子以惊人的效率利用这些机会，包括国际旅行和贸易的显著增长以及迅速无计划的城市化等。长期以来，埃及伊蚊在森林树洞和植物叶腋聚集的水中繁殖，现在已经适应并能在城市地区孳生，在没有自来水和垃圾收集差的贫困拥挤地区大量繁衍。

这种适应力使埃及伊蚊被归为"容器繁殖"类。蚊子可以在蓄积有雨或水的任何地方孳生，并偏爱户外繁殖场所。幼虫可见于一系列人造容器，如废弃的塑料杯和瓶盖，盆栽下的托盘，鸟澡盆，墓地的花瓶以及宠物的水碗等。蚊子还可在化粪池、马桶水箱和淋浴间的微生物环境中孳生。建筑工地，废旧轮胎和堵塞的雨水槽为大量孳生提供了更多机会。

蚊子产下的卵在干燥状态下可存活很长时间，往往超过一年。一旦浸入水中，便立即孵化。如果气温凉爽，蚊子可维持在幼虫阶段好几个月，只要有充足的水。这些卵具有黏性，几乎将自己粘在容器内部。据记录显示，国际废旧轮胎贸易是将蚊子输送到远方的最佳途径。

埃及伊蚊是具银白斑纹、跗节有白环的深褐或暗黑蚊虫。中胸盾片两侧有 1 对长柄镰刀形白斑，其间有 1 对金黄色纵条，形成一弦琴状花纹。幼虫触角光滑无刺，触角毛细小，单枝；头毛单枝；体无星状毛；栉齿单行，各齿基部有发达侧刺。除非洲森林的野生蚊系外，埃及伊蚊是与人类居住地区关系密切的家蚊。不同于其他蚊类，埃及伊蚊活跃，只在白天叮咬。活动高峰期是清晨及下午黄昏时分。

由于城市快速扩张，高人群密度，加之缺乏充足的水供应，缺失固定的废弃物容器以及低标准住宅等都可导致埃及伊蚊繁殖，蚊虫密度增加，与人类接触增多。

1. 全球分布

（1）欧洲：阿尔巴尼亚、比利时、波黑、保加利亚、克罗地亚、捷克共和国、法国（包括科西嘉岛）、德国、希腊、意大利（包括撒丁岛和西西里岛）、马耳他、摩纳哥、黑山共和国、荷兰、圣马力诺、塞尔维亚、斯洛文尼亚、西班牙、瑞典、土耳其和梵蒂冈城。

（2）中东地区：以色列、黎巴嫩和叙利亚。

（3）亚洲和大洋洲：澳大利亚、日本、新西兰、太平洋和印度洋岛屿以及南亚。

（4）北美洲、中美洲和加勒比海：巴巴多斯、开曼群岛、哥斯达黎加、古巴、多米尼加共和国、萨尔瓦多、危地马拉、洪都拉斯、墨西哥、尼加拉瓜、巴拿马、特立尼达和美国。

（5）南美洲：阿根廷、玻利维亚、巴西、哥伦比亚、巴拉圭、乌拉圭和委内瑞拉。

（6）非洲：喀麦隆、赤道几内亚、加蓬、马达加斯加、尼日利亚和南非。

（7）中国：过去一直认为埃及伊蚊在我国仅分布于北纬22°以南地区的台湾、海南沿海地区、广东西部、广西北部湾沿海区和个别岛屿。随着全球气候变暖，旅游业及交通业的迅速发展，世界城市化加剧，生活场所适于埃及伊蚊孳生的环境增加，该蚊在我国的分布发生了一定区域上的变化，主要分布于海南省沿海市县及火山岩地区、广东省雷州半岛、云南省的西双版纳州、德宏州、临沧市，以及台湾嘉义县以南及澎湖县部分地区。

2. 习性

埃及伊蚊幼虫主要孳生在人类居住区的室内外。成年蚊在有水的容器中产卵，通常产卵在室内或房屋周围的人工容器中，如：使用过的家用储水器、装饰性植物，盛满雨水的容器如：废旧轮胎、废弃食物和饮料罐以及堵塞的排水沟，少数可孳生于室内外其他非饮用积水容器，如坛、罐、防蚊阱、木桶等，均喜孳生在清淡水质中。不常将地面水池和不流动的水体作为产卵地。约1周后，卵孵化为幼虫再成长为蛹，2天后成蚊形成。

埃及伊蚊属于家栖性蚊种，多栖息在孳生场所附近避风阴暗处，如在厨房内水缸底、碗橱后和卧室的床底、墙角、蚊帐等处。成年蚊生活在室内，常常在安静黑暗的地方，如：衣柜或衣架。成年蚊移动距离不远，常常一生都生活在一间房屋或相邻房屋内。埃及伊蚊典型的活动场所是室内，飞行距离最多80米，很少离开栖居地100米以上。蚊群密度不高，如：一间房屋内的蚊虫为数只。

埃及伊蚊是一种具有攻击性的白天叮咬蚊子。只有雌性进行叮咬，且多在室内或室外孳生容器附近刺吸人血。成年雌雄蚊子都食甜，喜欢甘露和水果，但雌蚊需要血液中的蛋白质来育卵。

多年来，雌蚊已发生演变，显示出不同的喜好，包括：较之其他哺乳动物的血液更喜欢人血，更喜欢阴凉的休息场所，更喜欢死水而不是淡水，并喜欢以小型人造容器作为产卵的最佳场所，而且较之浅色容器更喜欢深色容器。雌蚊经常采取"偷袭"方式，从后面接近受害者，叮咬其踝部和肘部，这样可避免被发现和遭到拍打。雌性埃及伊蚊的吸血方式为"啜饮"，即间断吸血。它们并不在一个叮咬处吸足一餐的血液，而是在多处叮咬并多次小啜，更多叮咬次数可使得蚊虫生存更长久，产卵更多，增加了病毒传播风险。因此，一只携带病毒的蚊子可能感染很多人。

吸饱血后，雌蚊平均每批产卵100～200粒，具体取决于一餐所吸的血量。与多数其他蚊种不同，雌性埃及伊蚊一生中可产5批卵。其另一个生存策略是，将其各批卵产在若干不同的地点。所有这些特点使埃及伊蚊种群极难控制，并且使它们传播的疾病变成更大的威胁。

有文献报道，该蚊主要在白天活动，刺叮高峰出现在8：00～9：00，或在邻近傍晚有另一高峰，叮咬在黎明和黄昏前后最密集。在室内，如果屋内照明好，这些蚊子可在晚上叮咬。它们善于藏匿在壁橱里和床下。Chadee等在实验中观察发现埃及伊蚊可根据自身需要延长和缩短吸血时间。由于埃及伊蚊主要孳生在室内饮用水缸，在居民用水习惯变化不大的情况下，成蚊密度的季节性变化主要受气温的影响。

Kraemer等通过收集埃及伊蚊数据库，结合相应的环境变量，预测埃及伊蚊全球分布图（见图1-6）。预测埃及伊蚊主要分布在热带及亚热带地区，集中在巴西北部和南亚，包括印度全境，但欧洲（除外西班牙和希腊）以及北美温带则几乎很少。

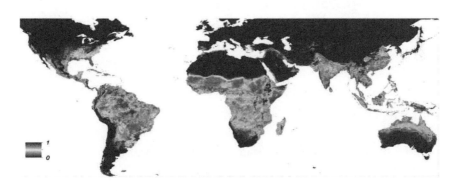

图1-6 埃及伊蚊全球预测分布（Kraemer MU, et al, 2015）

（二）白纹伊蚊

白纹伊蚊（Aedes albopictus），又名"亚洲虎蚊"（见图1-7），是一种日间活动蚊种，起源于亚洲。受到废旧轮胎国际贸易的影响，该蚊已从其起源地扩散至全球70多个国家，东到美国，南到澳大利亚和新西兰，西至非洲，北抵我国东北（见图1-8）。白纹伊蚊的分布区跨越热带、亚热带和温带，其中温带白纹伊蚊的卵有滞育现象。在ISSG（Invasive Species Specialist Group）列出的全球100种恶性扩散的物种中，白纹伊蚊名列其中。

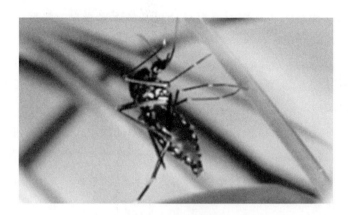

图 1-7 白纹伊蚊

图片来源：欧洲 CDC

（http：//ecdc. europa. eu/en/healthtopics/vectors/mosquitoes/Pages/aedes - albopictus. aspx♯C2）

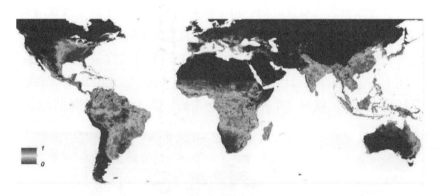

图 1-8 白纹伊蚊预测全球分布图（Kraemer MU，et al，2015）

1. 全球分布

（1）亚洲：中国白纹伊蚊在中国分布十分广泛，北至辽宁省，南至海南省，西至西藏自治区，其分界线从辽宁一路向西，穿过河北、山西、陕西、甘肃省，到达四川省，再折向西南至西藏南部，在该分界线以南的地区均有白纹伊蚊分布，其中北纬 30°以南地区该蚊密度更高。

亚洲其他国家：在东亚各国中，白纹伊蚊在日本、韩国等均有发现；在东南亚，白纹伊蚊更为普遍，其中包括巴基斯坦、菲律宾、老挝、柬埔寨、马来西亚、马尔代夫、孟加拉国、缅甸、尼泊尔、斯里兰卡、泰国、新加坡、印度、印度尼西亚、越南等国家。

（2）欧洲：白纹伊蚊在欧洲最早的记录是 1979 年，于阿尔巴尼亚第一次发现白纹伊蚊。近年来报道白纹伊蚊在欧洲多数国家都有出现，其中包括法国、德国、意大利、摩纳哥、瑞士、西班牙、荷兰、希腊等。2012年的研究显示，白纹伊蚊首次在俄罗斯境内被发现。到目前为止，未发现白纹伊蚊的欧洲国家有奥地利和葡萄牙。

意大利是白纹伊蚊在欧洲分布最多的国家之一。1990年9月在意大利西北部地区热那亚第一次发现白纹伊蚊成蚊；一年后，1991年8月在意大利东北部Padua城市南部，第一次发现白纹伊蚊种群。在威尼托地区的检测结果显示这些白纹伊蚊的来源与从美国进口旧轮胎的贸易密切相关；另外意大利国内旧轮胎贸易的盛行也是白纹伊蚊向更多地区迅速扩散的一个重要原因。

（3）美洲：白纹伊蚊在美国的分布主要集中在东南各州，其中包括德克萨斯州、俄克拉荷马州、堪萨斯州和北卡罗来纳州等。最南端到达德克萨斯州的卡梅伦，并且已跨越边界扩散到墨西哥。

（4）非洲：1991年在南非的开普敦首次发现活的白纹伊蚊幼虫，该幼虫从日本进口的旧轮胎中发现，而且据推测在非洲很多地方可能已经存在白纹伊蚊但未被发现。同年在尼日利亚三角州黄热病大流行，在对相关疾病媒介的调查中发现，白纹伊蚊已在非洲境内繁殖。

美国疾病预防控制中心专家Benedict等利用预设预测规则的遗传算法（genetic algorithm for rule setproduction，GARP）确定白纹伊蚊生态位并预测这个物种继续传播的全球风险地图。在西太平洋地区，预测白纹伊蚊分布非常密集的地区主要有：①日本，以东京为界，东京以西和以南地区；②缅甸、泰国、老挝、越南等东南亚国家；③印度西南沿海地区和东北小部分地区；④中国南部及东南部大部分地区；⑤澳大利亚约克角半岛和新西兰以惠灵顿为界以北的地区。预测白纹伊蚊分布相对密集的地区有中国中部地区和印度大部分地区。

在欧洲地区，预测白纹伊蚊扩散非常普遍，但密度相对较低；分布密度相对较高的主要是意大利、法国和葡萄牙。

在美洲地区，预测白纹伊蚊分布相对密集的地区主要有美国迈阿密地区和东南部各州、古巴、墨西哥东南部、南美洲大部分地区，其中包括巴西、哥伦比亚和乌拉圭。

在非洲地区，预测白纹伊蚊分布相对密集的地区主要是马达加斯加和非洲中部地区的国家，这些国家基本位于赤道附近，如刚果、利比里亚、尼日利亚、喀麦隆、中非。

2. 习性

白纹伊蚊适存在于温差大的环境，以及较凉爽的环境，因此，它们更适于在较温和的气候生存，由于热带和亚热带全年没有越冬，因此，白纹伊蚊更易产卵，避免低温。通常在白天时间减少的深夏和早秋产卵，滞育卵的特性使得该蚊种更易于在亚洲偏北唯独地区生存。在北美和欧洲，白纹伊蚊的滞育卵可以在−10℃存活，在意大利，成蚊对低温适应性增强，在冬季表现活跃。在北美−5℃低温，雌蚊将卵产在人工容器中，避免了长时间暴露于低温。幼虫发育通常为 3～8 周，成虫可以存活超过 3 周，有报道发现雌蚊可以越冬。

与人类的距离较近，比埃及伊蚊与人类的距离相对远些。白纹伊蚊常在户外生存，栖息在家居或半家居人工容器中（如：盛满雨水的割胶杯、屋顶排水沟等），以及自然界的容器如：树洞和植物。近些年发现白纹伊蚊的生境逐渐从半家栖型向家栖型转变，它大量存在于水瓶、花盆、轮胎当中。不常将地面水池和不流动的水体作为产卵地。

季节消长依赖于温度变化，以及地区的水、食物是否易获取。高温度加速幼虫发育，增加成虫密度，增加秋季未成熟卵数量以及滞育卵的越冬率。研究发现：在希腊，白纹伊蚊在夏季和秋季持续活跃，并在 10 月达到高峰，时间长达 8 个月。在 4 月中旬～12 月产卵，并在 7 月末至秋末达到产卵高峰，尤其是在温和的雨季数量更多。

二、人与人之间的传播

（一）性传播

越来越多证据已经证明，寨卡病毒可能发生性传播，且比原先想象的情况更为常见。截至 2016 年 5 月 19 日，已经有 12 篇有关寨卡病毒的性传播研究或报告发表，其中包括：有关男传女的 4 篇研究；有关男传男的 1 篇研究。《国际卫生条例》国家归口单位通报的 4 篇病例报告。由政府/新闻媒体描述的三份病例报告。此外，已经发表了三篇精液中存有寨卡病毒的研究结果。

精液中的寨卡病毒首次在大溪地（Tahiti）的一位男性身上得到分离，病人当时于 2013 年 12 月在法属波利尼西亚发生的一起寨卡病毒疫情期间因血精求治。至少在出现症状 14 天后从病人精液中培养出了病毒。2016 年，有两项研究报告称通过逆转录聚合酶链反应（RT-PCR）方法检测发现精液中存有寨卡病毒。其中一份报告记录到，在获得诊断 14 天后从精液样本中培养出了病毒（发病逾两周之后）；且发现病毒载量是其血液的 10 万倍。第二份报告是 2016 年 5 月发表的最新研究，研究人员报告了一位从库克群岛返回美国的 68 岁男性病例。这位病人的精液在出现症状后 62 天呈寨卡病毒阳性，这是有文件记录的在精液中发现寨卡病毒的最长时间。

然而，由于没有采取顺次取样方法，因此出现症状后病毒在精液中的整个持续时间依然不得而知。CDC 推荐确诊或疑似寨卡病毒暴露的男性应在 6 个月后再尝试伴侣妊娠，因为出现症状 6 个月后，即使不能完全排除风险，伴侣再感染寨卡病毒的风险很低。

寨卡病毒通过性交传播的可能最初由 Foy 等人提出。这项研究于 2011 年发表，它描述的是 2008 年一名在塞内加尔东南部感染寨卡病毒的男性患者的情况。这位患者返回美国后，通过性交方式使其妻子获得感染。这是记录在案的首个通过性传播方式传播的蚊媒传染病病例。此后，截至 2016 年 5 月 19 日，10 个国家（美国、法国、意大利、阿根廷、智利、秘鲁、葡萄牙、新西兰、加拿大和德国）报告发生了寨卡病毒性传播情况，且主要指阴道性交。

美国 CDC 于 2016 年 2 月 2 日宣布一名男性与感染寨卡病毒的男性伴通过肛交获得了寨卡病毒感染，这是首次文件记载的此类病例。此后不久，于 2016 年 4 月发表的病例报告曾怀疑寨卡病毒可能通过口交传播。这位病例在 2016 年 2 月得到确定。

到目前为止，已发表的所有性传播病例都是从有症状男性传给伴侣，他们的性活动可能发生在寨卡症状出现之前、期间或之后，病毒可以在症状出现时，症状开始前，以及症状消失后。尚不清楚无症状的寨卡病毒感染者精液是否含有病毒，并传播给性伴侣。目前，尚无证据显示感染寨卡病毒的女性能通过阴道性交或口交（口—阴道—口）传播病毒。也没有证据提示深度接吻传播病毒。

目前，寨卡病毒通过性传播的证据还十分有限，还需要进一步研究，以帮助更好理解寨卡病毒性传播的阶段和状态。科学家们也正在探索感染寨卡病毒的有症状男性与无症状男性之间精液的差别，病毒传播能力，精液中病毒浓度以及病毒传播的持续时间和模式（如：稳定期、下降期，间歇期开始、结束）。

（二）母婴传播

有研究证明寨卡病毒可通过胎盘由母亲传染给胎儿。2014 年 3 月 14 日，在法属波利尼西亚的寨卡病毒疫情中，2 名母亲及其新生儿在产后 4 天发现寨卡病毒感染，婴儿的感染可能经胎盘传播或分娩过程。2016 年 1 月，研究者报道了巴西 2 名妊娠妇女通过子宫内传播，B 超发现胎儿小头畸形，包括严重的脑损伤。尽管对血液样本的病毒检测为阴性，但羊水检测到寨卡病毒。目前，对寨卡病毒感染与胎儿小头症之间的联系仍在进行调查，但已记录到整个孕产期中孕产妇向胎儿传播病毒的情况。在实验室中从小头症患儿神经组织中分离的病毒，进一步使人们怀疑起病原因。另外，还不清楚寨卡病毒感染是否造成自然流产和死产，但在染病妇女生育治疗后曾在受孕产物中检出寨卡病毒核糖核酸。

目前广泛传播引发争论的问题是，是否在对婴幼儿生存和发育极为重要的母乳喂养期间也会发生传播。

在确诊已感染寨卡病毒的两位母亲的母乳中检出寨卡病毒的核糖核酸，但未能在细胞培养物中检出复制性病毒。在采集后来被检出寨卡病毒核糖核酸的母乳样本时，PCR 检测结果显示当时这两位母亲的血清样本呈寨卡病毒阳性，并有临床患病症状。目前没有任何可靠报告显示寨卡病毒通过母乳喂养传至婴儿；母乳中寨卡病毒的检出率、病毒动力学和病毒传播率均不明。根据现有证据，母乳喂养对婴儿和母亲的好处大于通过母乳传播寨卡病毒的任何潜在风险。

专家认为在此领域的现有证据有限。需在以下领域进一步开展研究：哺乳期妇女在有症状和无症状感染之后母乳中寨卡病毒的频率和持久性；寨卡病毒通过母乳传播的能力；在母亲受感染的情况下，新生儿有症状和无症状寨卡病毒感染率；母乳喂养与非母乳喂养的婴幼儿感染寨卡病毒的临床症状；哺乳期妇女寨卡病毒感染的临床症状，以及是否影响其母乳喂养能力；在曾感染寨卡病毒妇女的乳汁中是否有保护性抗体。

（三）血源性传播

2013 年 11 月～2014 年 2 月法属波利尼西亚的寨卡病毒疫情期间，通过基于核酸扩增技术的试验对总共 1505 名健康的献血者进行了检测，42 人（2.8%）被确诊为寨卡病毒 RNA 阳性。随后对寨卡病毒核糖核酸阳性献血者进行了回顾性联络以调查其献血后是否发生"寨卡热样综合征"（皮疹和/或结膜炎和/或关节痛）。检测结果呈阳性的 42 名献血者中，11 名表示在献血后 3～10 天出现过寨卡热样综合征。这项调查中没有关于通过输血传播寨卡病毒的记载。考虑到曾经有通过输血传播其他相关黄病毒（登革热病毒和西尼罗河病毒）的记载，以上发现警示寨卡病毒可通过献血传播。2016 年 2 月 4 日，巴西卫生部确认一名寨卡病毒感染者是通过输入一名感染寨卡病毒的献血者而感染的。巴西坎皮纳斯最近报告了两起寨卡病毒通过输血传播的可能病例。由于大量的寨卡病毒感染者无症状，因此血源性传播途径值得关注。

（四）其他传播方式

曾经有报道在印度尼西亚，1 名病例被猴咬伤后感染寨卡病毒，虽然未能排除蚊虫叮咬后感染。另外，有两例实验室感染病例报道。一名志愿者皮下注射寨卡病毒感染小鼠脑组织混悬物后感染寨卡病毒。

第四节　易感人群

人对寨卡病毒普遍易感，包括孕妇在内的各类人群对寨卡病毒均可感染，但感染后并非人人发病，有的为隐性感染。曾感染过寨卡病毒的人可能对再次感染具有免疫力。寨卡病毒虽然和其他黄病毒属病毒具有较强的血清学交叉反应，但尚不能确定感染过黄病毒属的黄热病毒和登革病毒的患者是否对该病毒具有交叉保护。

携带寨卡病毒的蚊虫病媒在温暖的气候下大量繁殖，尤其是在生活条件落后的地区。在此类地区生活或旅行的孕妇与其他人群同样面临感染该病媒所传播病毒的风险。孕产期感染寨卡病毒可能不被人所注意，因为有些人不会出现症状。虽然孕产期感染寨卡病毒一般是较轻微的疾病，但在发生疫情的地区，先天性小头症、格林-巴利综合征及其他神经系统并发症病例异常增多，使孕妇及其家人以及卫生保健提供者和决策者更加显著地感到担忧。

本章参考文献

1. 刘起勇. 寨卡病毒媒介伊蚊控制策略和措施展望. 中国媒介生物学及控制杂志，2016，27（2）：93-98.

2. 陆宝麟. 中国登革热媒介及其防治［M］. 贵阳：贵州人民出版社，1990.

3. 陆宝麟. 中国动物志. Ⅷ. 双翅目：蚊科（上、下）［M］. 北京：科学出版社，1997.

4. 陆宝麟. 中国动物志. 昆虫纲. 双翅目. 蚊科. 上卷. 第8卷［M］. 北京：科学出版社，1997.

5. 谢晖，周红宁，杨亚明. 我国登革热重要媒介埃及伊蚊的研究进展［J］. 中国媒介生物学及控制杂志，2011，22（2）：194-197.

6. 杨舒然，刘起勇. 白纹伊蚊的全球分布及扩散趋势［J］. 中国媒介生物学及控制杂志，2013，24（1）：1-4.

7. 中华人民共和国国家卫生和计划生育委员会. 我国发现一例输入性寨卡病毒感染病例. 2016-02-09. http：//www. nhfpc. gov. cn/yjb/s7860/201602/c1b11901d26d46f4b8bd078edbb40c8c. shtml.

8. 中华人民共和国国家卫生和计划生育委员会. 国家卫生计生委办公厅关于印发寨卡病毒病防控方案（第二版）的通知. 2016-04-01. http：//www. nhfpc. gov. cn/jkj/s3577/201604/d27c387de74a48668dc895371c97e523. shtml.

9. 北京市疾病预防控制中心. 北京输入第3例寨卡病毒病病例，注意防控. 2016-06-02. http：//www. bjcdc. org/article/41461/2016/6/1464933703706. html.

10. 世界卫生组织. 预防寨卡病毒的性传播最新暂行指导. 2016-06-07. http：//www. who. int/csr/resources/publications/zika/sexual-transmission-prevention/zh/.

11. Adhami J，Reiter P. Introduction and establishment of Aedes（Stegomyia）albopictus skuse（Diptera：Culicidae）in Albania. J Am Mosq Control Assoc，1998，14（3）：340-343.

12. Atkinson B，Hearn P，Afrough B，et al. Detection of Zika virus in semen. Emerg Infect Dis，2016，22（5）：940.

13. Barzon L，Pacenti M，Berto A，et al. Isolation of infectious Zika virus from saliva and prolonged viral RNA shedding in a traveller returning from the Dominican Republic to Italy，January 2016. Euro Surveill，2016，21（10）：pii＝30159.

14. Benedict MQ，Levine RS，Hawley WA，et al. Spread of the tiger：global risk

of invasion by the mosquito Aedes albopictus. Vector Borne Zoonotic Dis, 2007, 7 (1): 76 – 85.

15. Besnard M, Lastère S, Teissier A, et al. Evidence of perinatal transmission of Zika virus, French Polynesia, December 2013 and February 2014. Euro Surveill, 2014, 19 (13): 20751.

16. Brown JE, Scholte EJ, Dik M, et al. *Aedes aegypti* mosquitoes imported into the Netherlands, 2010. Emerg Infect Dis, 2011, 17 (12): 2335 – 2357.

17. Campos GS, Bandeira AC, Sardi SI. Zika Virus Outbreak, Bahia, Brazil. Emerg Infect Dis , 2015, 21 (10): 1885 – 1886.

18. Campos Rde M, Cirne – Santos C, Meira GL, et al. Prolonged detection of Zika virus RNA in urine samples during the ongoing Zika virus epidemic in Brazil. J Clin Virol, 2016, 77: 69 – 70.

19. Cao – Lormeau VM, Roche C, Teissier A, et al. Zika virus, French polynesia, South pacific, 2013. Emerg Infect Dis, 2014, 20 (6): 1085 – 1086.

20. CDC. Dengue and Chikungunya in Our Backyard: Preventing Aedes Mosquito – Borne Diseases. 2015 – 05 – 19. http: //www. cdc. gov/cdcgrandrounds/archives/2015/may2015. htm.

21. Chadee DD, Beier JC, Mohammed RT. Fast and slow blood-feeding durations of Aedes aegypti mosquitoes in Trinidad. J Vector Ecol, 2002, 27 (2): 172 – 177.

22. Chouin – Carneiro T, Vega – Rua A, Vazeille M, et al. Differential susceptibili –ties of Aedes aegypti and Aedes albopictus from the Americas to Zika virus. PLoS Negl Trop Dis, 2016, 10 (3): e0004543.

23. Dalla PG, Majori G. First record of Aedes albopictus establishment in Italy. J Am Mosq Control Assoc, 1992, 8 (3): 318 – 320.

24. Deckard DT, Chung WM, Brooks JT, et al. Male – to – Male Sexual Transmission of Zika Virus—Texas, January 2016. MMWR Morb Mortal Wkly Rep, 2016. 65 (14): 372 – 374.

25. Diallo D, Sall AA, Diagne CT, et al. Zika virus emergence in mosquitoes in southeastern Senegal, 2011. PLoS One, 2014; 9 (10): e109442.

26. Dick GW, Kitchen SF, Haddow AJ. Zika virus I. Isolations and serological specificity. Trans R Sco Trop Med Hyg, 1952, 46 (5): 509 – 520.

27. Dick GW. Zika virus. Ⅱ. Pathogenicity and physical properties. Trans R Sco Trop Med Hyg, 1952, 46 (5): 521 – 534.

28. D'Ortenzio E, Matheron S, Yazdanpanah Y, et al. Evidence of sexual trans-

mission of Zika virus. N Engl J Med，2016，374（22）：2195 - 2198.

29. Duffy MR，Chen TH，Hancock WT，et al. Zika virus outbreak on Yap Island，Federated States of Micronesia. N Engl J Med，2009，360（24）：2536 - 2543.

30. European Centre for Disease Prevention and Control. Epidemiological update：Outbreak of dengue in Madeira，Portugal，2013 - 02 - 14. http：//ecdc. europa. eu/en/press/news/ _ layouts/forms/News _ DispForm. aspx? List＝8db7286c - fe2d - 476c - 9133 - 18ff4cb1b568&.ID＝23.

31. Fagbami AH. Zika virus infections in Nigeria：virologicaland seroepidemiological investigation in Oyo State. J Hyg（Lond），1979，83（2）：213 - 219.

32. Filipe AR，Martins CM，Rocha H. Laboratory infection with Zika virus after vaccination against yellow fever. Arch Gesamte Virusforsch，1973；43（4）：315 - 319.

33. Fonseca K，Meatherall B，Zarra D，et al. First case of Zika virus infection in a returning Canadian traveler. Am J Trop Med Hyg，2014，91（5）：1035 - 1038.

34. Fontenille D，Diallo M，Mondo M，et al. First evidence of natural vertical transmission of yellow fever virus in Aedes aegypti，its epidemic vector. Trans R Soc Trop Med Hyg，1997，91（5）：533 - 535.

35. Foy BD，Kobylinski KC，Chilson Foy JL，et al. Probable non - vector - borne transmission of Zika virus，Colorado，USA. Emerg Infect Dis，2011，17（5）：880 - 882.

36. Ganushkina LA，Tanygina E，Bezzhonova OV，et al. Detection of Aedes（Stegomyia）albopictus skus. mosquitoes in the Russian Federation. Med Parazitol（Mosk），2012（1）：3 - 4.

37. Gould EA，Higgs S. Impact of climate change and other factors on emerging arbovirus diseases. Trans R Soc Trop Med Hyg，2009，103（2）：109 - 121.

38. Gourinat AC，O′Connor O，Calvez E，et al. Detection of Zika virus in urine. Emerg Infect Dis，2015，21（1）：84 - 86.

39. Grard G，Caron M，Mombo IM，et al. Zika virus in Gabon（Central Africa）—2007：a new threat from Aedes albopictus? PLoS Negl Trop Dis，2014，8（2）：e2681.

40. Hayes EB. Zika virus outside Africa. Emerg Infect Dis，2009，15（9）：1347 - 1350.

41. Hill SL，Russell K，Hennessey M，et al. Transmission of Zika virus through sexual contact with travellers to areas of ongoing transmission — continental United States，2016. MMWR Morb Mortal Wkly Rep，2016，65（8）：215 - 216.

42. Holstein M. Dynamics ofAedes aegypti distribution，density and seasonal prev-

alence in the Mediterranean area. Bull World Health Organ，1967，36（4）：541－543.

43. Honorio NA，Codeco CT，Alves FC，et al. Temporal distribution of Aedes aegypti in different districts of Rio de Janeiro，Brazil，measured by two types of traps. J Med Entomol，2009，46（5）：1001－1014.

44. Knudsen AB. Global distribution and continuing spread of Aedes albopictus. Parassitologia，1995，37（2－3）：91－97.

45. Korhonen EM，Huhtamo E，Smura T，et al. Zika virus infection in a traveller returning from the Maldives，June 2015. Euro Surveill，2016，21（2）. doi：10.2807/1560－7917.

46. Kraemer MU，Sinka ME，Duda KA，et al. The global distribution of the arbovirus vectors *Aedes aegypti* and *Ae. albopictus*. Elife，2015，4：e08347.

47. KunoG，Chang GJ. Full－length sequencing and genomic characterization of Bagaza，Kedougou，and Zika viruses. Arch Virol，2007，152（4）：687－696.

48. Ledermann JP，Guillaumot L，Yug L，et al. Aedes hensilli as a potential vector of Chikungunya and Zika viruses. PLoS Negl Trop Dis 2014；8（10）：e3188.

49. Leung GH，Baird RW，Druce J，et al. Zika virus infection in Australia following a monkey bite in Indonesia. South－east Asian J Trop Med Public Health，2015，46（3）：460－464.

50. Mansuy JM，Dutertre M，Mengelle C，et al. Zika virus：high infectious viral load in semen，a new sexually transmitted pathogen? Lancet Infect Dis，2016，16（4）：405－405.

51. Marchette NJ，Garcia R，Rudnick A. Isolation of Zika virus from Aedes aegypti mosquitoes in Malaysia. Am J Trop Med Hyg，1969，18（3）：411－415.

52. Medlock JM，Hansford KM，Schaffner F，et al. A review of the invasive mosquitoes in Europe：ecology，public health risks，andcontrol options. Vector Borne Zoonotic Dis，2012，12（6）：435－447.

53. Monlun E，Zeller H，Le Guenno B，et al. Surveillance of the circulation of arbovirus of medical interest in the region of eastern Senegal. Bull Soc Pathol Exot，1993，86（1）：21－28.

54. Moore DL，Causey OR，Carey DE，et al. Arthropod－borne viral infections of man in Nigera，1964－1970. Ann Trop Med Parasitol，1975，69（1）：49－64.

55. Musso D，Nhan T，Robin E，et al. Potential for Zika virus transmission through blood transfusion demonstrated during an outbreak in French Polynesia，November 2013 to February 2014. Euro Surveill，2014，19（14）. pii：20761.

56. Musso D, Nilles EJ, Cao - Lormeau VM. Rapid spread of emerging Zika virus in the Pacific area. Clin Microbiol Infect, 2014, 20 (10): O595 - O596.

57. Musso D, Roche C, Nhan TX, et al. Detection of Zika virus in saliva. J Clin Virol, 2015, 68: 53 - 55.

58. Musso D, Roche C, Robin E, et al. Potential sexual transmission of Zika virus. Emerg Infect Dis, 2015, 21 (2): 359 - 361.

59. Oliveira Melo AS, Malinger G, Ximenes R, et al. Zika virus intrauterine infection causes fetal brain abnormality and microcephaly: tip of the iceberg? Ultrasound Obstet Gynecol, 2016, 47 (1): 6 - 7.

60. Olson JG, Ksiazek TG, Gubler DJ, et al. A survey of humans and animals in Lombok, Republic of Indonesia. Ann Trop Med Parasitol, 1983, 77 (2): 131 - 137.

61. Olson JG, Ksiazek TG, Suhandiman, et al. Zika virus, a cause of fever in Central Java, Indonesia. Trans R Soc Trop Med Hyg, 1981, 75 (3): 389 - 393.

62. Pealer LN, Marfin AA, Petersen LR, et al. Transmission of West Nile virus through blood transfusion in the United States in 2002. N Engl J Med, 2003, 349 (13): 1234 - 1245.

63. Pond WL. Arthropod - borne virus antibodies in sera from residents of south - east Asia. Trans R Soc Trop Med Hyg, 1963, 57: 364 - 371.

64. Reiter P. Yellow fever and dengue: a threat to Europe? Euro surveill, 2010, 15 (10): 19509.

65. Roth A, Mercier A, Lepers C, et al. Concurrent outbreaks of dengue, chikungunya and Zika virus infections - an unprecedented epidemic wave of mosquito - borne viruses in the Pacific 2012—2014. Euro Surveill, 2014, 19 (41): 20929.

66. Rozé B, Najioullah F, Fergé JL, et al. Zika virus detection in urine from patients with Guillain - Barré syndrome on Martinique, January 2016. Euro Surveill, 2016, 21 (9). doi: 10.2807/1560 - 7917.

67. Sabatini A, Raineri V, Trovato G, et al. Aedes albopictus in Italy and possible diffusion of the species into the Mediterranean area. Parassitologia, 1990, 32 (3): 301 - 304.

68. Scholte E, Den Hartog W, Dik M, et al. Introduction and control of three invasive mosquito species in the Netherlands, July - October 2010. Euro surveill, 2010, 15 (45): 19710.

69. Shinohara K, Kutsuna S, Takasaki T, et al. Zika fever imported from Thailand to Japan, and diagnosed by PCR in the urines. J Travel Med, 2016, 23 (1), pii:

tav011.

70. Shinohara K，Kutsuna S，Takasaki T，et al. Zika fever imported from Thailand to Japan，and diagnosed by PCR in the urines. J Travel Med，2016，23（1）. pii：tav011.

71. Simpson DI. Zika virus infection in man. Trans R Soc Trop Med Hyg，1964，58：335－338.

72. Soumahoro MK，Fontenille D，Turbelin C，et al. Imported chikungunya virus infection. Emerg Infect Dis，2010，16（1）：162－163.

73. Surtees G，Hill MN，Broadfoot J. Survival and development of a tropical mosquito，Aedes aegypti，in southern England. Bull World Health Organ，1971，44（5）：707－709.

74. Tambyah PA，Koay ES，PoonML，et al. Dengue haemorrhagic fever transmitted by blood transfusion. N Engl J Med，2008，359（14）：1526－1527.

75. Tetro JA. Zika and microcephaly：causation，correlation，or coincidence? Microbes Infect 2016，18（3）：167－168.

76. Venturi G，Zammarchi L，Fortuna C，et al. An autochthonous case of Zika due to possible sexual transmission，Florence，Italy，2014. Euro Surveill. 2016，21（8）：pii＝30148.

77. World Health Organization. The History of Zika Virus. http：//www. who. int/emergencies/zika－virus/history/en/.

78. World Health Organization. The history of Zika virus. http：//www. who. int/emergencies/zika－virus/timeline/en/.

79. World Health Organization. Zika virus infection－Argentina and France. 2016－03－07. http：//www. who. int/csr/don/7－march－2016－zika－argentina－and－france/en/.

80. World Health Organization. Zika virus infection－Brazil and Colombia. 2015－10－21. http：//www. who. int/csr/don/21－october－2015－zika/en/.

81. World Health Organization. Zika virus infection－Chile. 2016－04－15. http：//www. who. int/csr/don/15－april－2016－zika－chile/en/.

82. World Health Organization. Zika virus infection－Peru. 2016－04－21. http：//www. who. int/csr/don/21－april－2016－zika－peru/en/.

83. World Health Organization. Zika virus. 2016－06－02. http：//www. who. int/mediacentre/factsheets/zika/en/.

84. World Health Organization. Zika virus：News and updates. http：//www. who. int/emergencies/zika－virus/timeline－update/en/.

第二章 临床表现与诊断治疗

第一节 临床表现

一、临床症状

寨卡病毒病是一种自限性急性传染病，典型的临床表现为急性发热伴斑丘疹、关节痛或结膜炎。其他常见的症状可包括肌痛和头痛。感染寨卡病毒后，约 80% 的人为隐性感染，仅有 20% 的人出现临床症状。寨卡病毒感染的临床表现一般较轻，症状持续数天到 1 周，症状严重需要住院者少见，病死率极低。但是，2016 年 4 月美国 CDC 主任 Tom Frieden 博士称，越来越多的研究指向寨卡病毒可导致严重出生缺陷，包括小头畸形（Microcephaly，图 2-1）。而且有病例在寨卡病毒感染后出现格林-巴利综合征（Guillain-Barre Syndrome，图 2-2）及自身免疫系统并发症（如血小板减少性紫癜、白细胞减少症）。世界卫生组织专家认为，格林-巴利综合征和自身免疫系统并发症也可能与寨卡病毒感染有关。

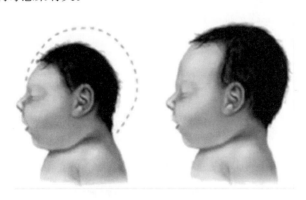

图 2-1 小头畸形症

（图片来源：https://en.wikipedia.org/wiki/Microcephaly）

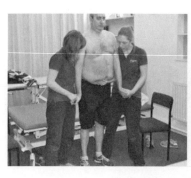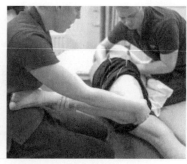

图 2-2　格林-巴利综合征

（图片来源：http：//www.manchesterneurotherapy.co.uk/conditions/guillan-barre-syndrome/）

目前，尚无针对寨卡病毒的疫苗，也没有寨卡病毒的特效药和治疗方法。大多数人感染寨卡病毒不会产生临床表现，通常不会致死，愈后良好，但是孕妇感染寨卡病毒能引发先天性婴儿小头畸形，严重影响婴儿神经系统的生长和发育。目前，寨卡病毒病受到各国卫生部门和世界卫生组织的密切关注。防止蚊叮咬成为现阶段最重要的预防方法。

约 1/5 的感染者出现临床症状。寨卡病毒在雅浦岛（Yap，太平洋西部岛屿）暴发期间，有调查发现，寨卡病毒 IgM 抗体阳性的人群中只有 20% 的人表现出皮疹（图 2-3）、关节痛或结膜炎（图 2-4），其他人群并无任何临床表现。寨卡病毒病的潜伏期一般为 3～12 天。传染期尚不明确，现有研究表明患者发病早期产生病毒血症（约为 5～7 天），并具有传染性。临床主要表现为皮疹（多为斑丘疹）、发热（多为中低度发热），并可伴有非化脓性结膜炎、肌肉和关节痛（主要是手、足等小关节）、全身乏力以及头痛，少数患者可出现腹痛、恶心、腹泻、黏膜溃疡、眼眶痛、外周水肿、胃肠紊乱、皮肤瘙痒等症状。症状持续 2～7 天缓解、自愈，预后良好，重症与死亡病例罕见。婴幼儿感染病例还可出现神经系统、眼部和听力等改变。

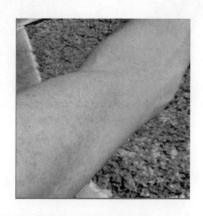

图 2-3　感染寨卡病毒后出现的皮疹症状（Dyan J，et al，2015）

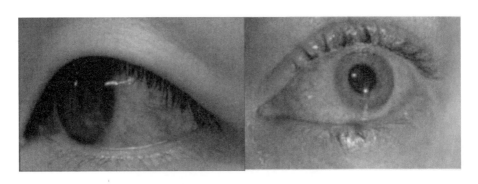

图 2-4　感染寨卡病毒后出现的结膜炎症状

（图片来源：http://www.eurosurveillance.org/ViewArticle.aspx? ArticleId=20683）

二、寨卡病毒引发婴儿小头畸形

自 2015 年 5 月，在巴西首次确诊寨卡病毒病，之后的 6 个月内就有 4000 例疑似为婴儿小头畸形的病例（图 2-5），该病在巴西分布广泛（分布图见图 2-6）。寨卡病毒引发的流行性婴儿小头畸形，已成为各国政府、公共卫生团体和科学家们广泛关注的国际卫生问题。这是人类第一次发现，由蚊叮咬传播的传染病可以导致严重的人类先天畸形。2016 年 4 月 13 日（当地时间），美国 CDC 主任 Tom Frieden 博士在会议中称，已经可以确认感染寨卡病毒可引发婴儿小头症，该结论是通过一系列的病例对照分析得出，在患有小头畸形症胎儿的子宫内羊水和腹死胎儿脑部组织和均发现寨卡病毒。婴儿小头症状包括：面部比例失调（与显得较大的面部相比，婴儿的头显得更小），头皮出现褶皱（大脑的发育速度远远不及持续增长的头部皮肤），脐疝，马蹄内翻足和关节挛缩，后者可能是神经系统异常的结果（图 2-7），2016 年 1 月，3 例小头畸形患儿 CT 扫描可见脑部钙化灶，有一位母亲在怀孕 3 个月内曾出现出疹和关节痛，可能为寨卡病毒宫内感染造成。视力检查单边黄斑区色素沉着，黄斑中心凹反射消失，黄斑盘萎缩。小头畸形的新生儿的头颅 CT 及头颅超声显示脑组织发育障碍（图 2-8）。听力和视觉均表现异常，新生患病婴儿的条件反应迟缓，虽然也可以进食，却表现出吞咽困难的症状。神经系统异常，肌张力增高/痉挛、反射亢进、烦躁、震颤和抽搐。影像学显示的寨卡病毒病患者腹中胎儿的脑部发育状况发现，大脑钙化、小脑蚓部发育不全、脑萎缩等症状（图 2-9）。在妊娠早期（前 3 个月），孕妇感染寨卡病毒使胎儿患有小头畸形和其他神经系统发育不健全的概率是非常高的，所以，准备生育的女性和孕妇必须采取相应的防蚊措施，以防感染寨卡病毒。

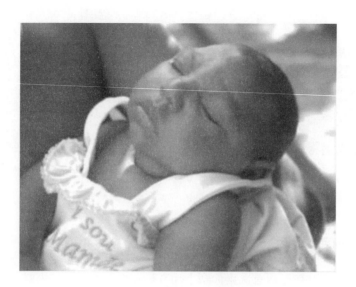

图 2 - 5　婴儿小头畸形

（图片来源：http://www.bbc.com/news/health - 35428306）

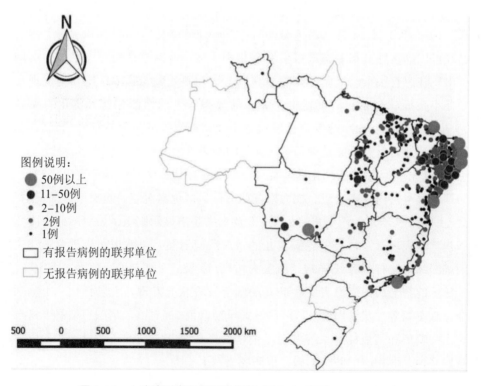

图 2 - 6　小头畸形症在巴西的分布（Teixeira MG, et al, 2016）

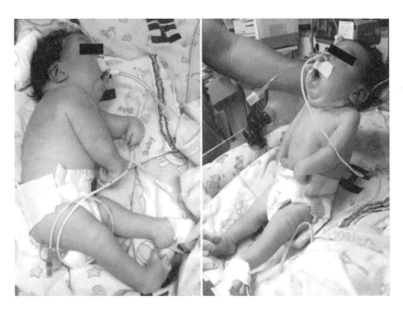

图 2-7　小头畸形症状表现出面部比例失调、头皮褶皱和马蹄内翻足
（Miranda-Filho Dde B，et al，2016）

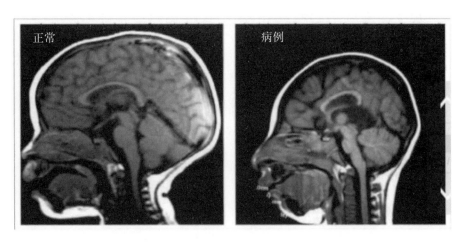

图 2-8　巴西 35 例小头畸形的新生儿的头颅 CT 及头颅超声
（图片来源：https：//en. wikipedia. org/wiki/Microcephaly）

　　存在弥漫的脑组织钙化，主要发生在侧脑室旁，薄壁组织旁和丘脑区域、基底节区域。皮质和皮质下萎缩造成的脑室萎缩也很常见。小部分婴儿出现关节挛缩，提示周围和中枢神经系统受累。

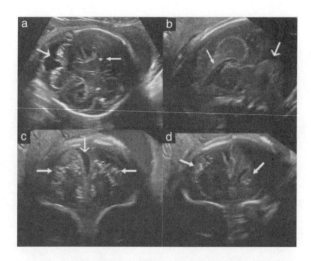

图 2-9　影像学显示的寨卡病毒病患者腹中胎儿的
脑部发育状况（Oliveira Melo AS, et al，2016）

　　（a）经腹部超声图像能显示大脑钙化，但不能显示正常的小脑蚓部（大箭头）。钙化同样存在于脑实质中
（小箭头）；（b）经阴道矢状面图像显示胼胝体（小箭头）和小脑蚓部（大箭头）发育不全；（c）冠状面显示两大
脑半球间宽大的纵裂隙（大箭头）是由于脑萎缩和两侧的薄壁组织的粗大钙化（小箭头）；（d）钙化更多在后冠状
切面可见累及尾状核（箭头）

三、寨卡病毒感染与格林-巴利综合征和自身免疫系统并发症有关

　　2013～2014 年，在法属波利尼西亚寨卡病毒病暴发时，74 例患者出现神经症状或
自身免疫性疾病症状，42 例分类为格林-巴利综合征。2015 年 7 月，巴西塞尔瓦多巴
伊亚寨卡病毒感染者中，72 名患者出现神经症状，其中 42 名确诊为格林-巴利综合征，
这些确诊的患者中，26 例曾出现寨卡病毒感染的症状。同样情况也出现在其他有寨卡
病毒流行的美洲国家。世界卫生组织专家认为，格林-巴利综合征和自身免疫系统并发
症也可能与寨卡病毒感染有关。

四、寨卡病毒感染和免疫系统

　　在临床指征上，寨卡病毒感染后，不同病程细胞因子会发生变化（见图 2-10）。
一般来说，急性期和/或恢复期多种细胞因子升高。有研究对 6 名寨卡病人急性期及恢
复期血清中细胞因子和生长因子进行检测，结果显示，与健康人血清对照组相比，急
性期病人血清中，IL-1b、IL-12、IL-4、IL-6、IL-9、IL-10、IL-13、IL-17、
IP-10、RANTES、MIP-1a 及 VEGF 等因子均有明显增高。而恢复期血清中，IL-
1b、IL-6、IL-8、IL-10、IL-13、IP-10、RANTES、MIP-1、MIP-1b、
VEGF、FGF 以及 GM-CSF 等因子有不同程度的上调。某些在急性期增高的细胞因子

在恢复期则趋于正常水平。初步说明寨卡病毒感染可激发多功能 T 细胞免疫反应。

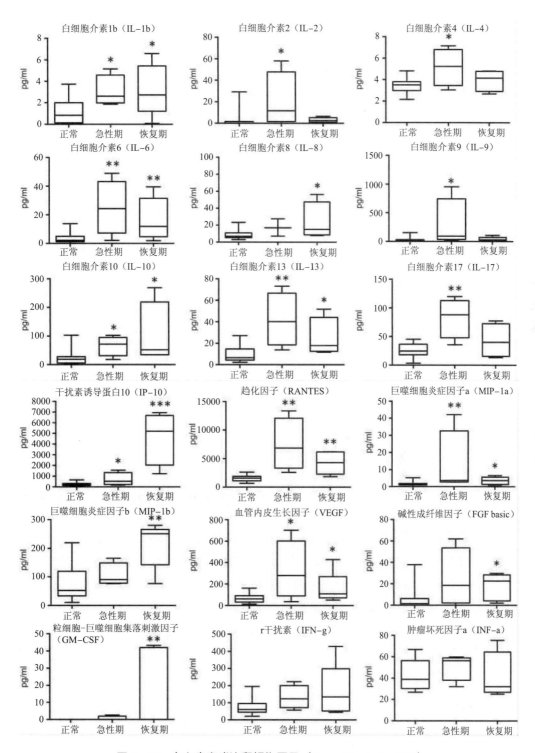

图 2‑10　寨卡病毒感染和细胞因子（Tappe D, et al, 2016）

用流式细胞方法检测外周血细胞中免疫细胞类型寨卡病毒感染患者和未感染寨卡病毒的对照者免疫细胞并无明显差异［图 2‑11 a）、b）］。黄热病毒进入血液首先被 DC 细胞识别，研究发现寨卡病毒病患者外周血中 DC 细胞的吞噬性和未感染寨卡病毒对照者无明显差别［图 2‑11 c）、d）］。具体见图 2‑11。

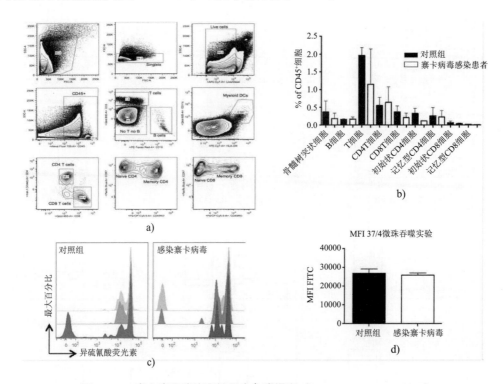

图 2‑11 寨卡病毒感染和外周血免疫细胞（Lorenzo Z，et al，2015）

五、寨卡病毒病与登革热、基孔肯雅等其他蚊媒病的临床表现差异

寨卡病毒病与登革热、基孔肯雅等其他蚊媒病的临床表现十分相似，较难鉴别，其反应程度有所差异（临床差异见表 2‑1）。急性期过后，通过血清抗体诊断寨卡病毒病常常会和其他黄热病（如登革热）发生交叉反应，出现假阳性的概率大大提高。现阶段，比较常用的方法是通过实验室核酸检测方法来实现的。

表 2‑1 寨卡病毒病、登革热和基孔肯雅热的临床表现比较

临床症状	寨卡病毒病	登革热	基孔肯雅热
发热	+++	++++	+++
斑丘疹	+++	++	++
肌痛/关节痛	++	+++	++++
结膜炎	+++	−	+

表 2-1（续）

临床症状	寨卡病毒病	登革热	基孔肯雅热
四肢水肿	++	—	—
眼睛后痛	++	++	+
淋巴结肿大	+	++	++
肝肿大	—	—	+++
白细胞/血小板减少	—	+++	+++
出血	—	+	—

数据来源：Ioos S，et al，2014；张硕等，2016

第二节 诊 断

一、诊断工作原则

（一）按照《寨卡病毒病诊疗方案》进行

寨卡病毒病由各级各类医疗机构诊断。按照《寨卡病毒病诊疗方案》（2016 年第 2 版）做相关病例的诊断工作。诊断时应注意与登革热、基孔肯雅热等疾病进行鉴别。各省份发现的首例寨卡病毒感染病例的确诊，由中国疾病预防控制中心实验室检测复核后予以确认。重症病例、死亡病例以及暴发疫情的指示病例和首发病例标本均送至中国疾病预防控制中心实验室进行复核检测。

（二）鉴别诊断

寨卡病毒病与登革热和基孔肯雅等其他蚊媒病的临床表现十分相似，诊断方法以个人史为导向（包括旅行信息、性接触史、输血史、接触其他传染病的经历），寨卡病毒除了可以通过蚊媒传播，也有报道称该病毒可以通过性接触或血液传播。除了登革热和基孔肯雅热，还应考虑其他患病的可能性，包括 HIV 血清抗体阳转率、麻疹、猩红热、立克次体感染、钩端螺旋体病、细小病毒、肠道病毒、风疹、梅毒。急性期过后，通过血清抗体诊断寨卡病毒病常常会和其他黄热病发生交叉反应（如登革热感染康复人群和黄热疫苗接种人群的血清学检测，很有可能表现为寨卡病毒病阳性）。临床诊断没有十分明确的判定方法（如实验室检测诊断即可通过阴性、阳性阈值判断实验结果的阴阳性），因而实验室检测诊断就显得非常重要。

（三）寨卡病毒病的确诊依靠实验室检测

寨卡病毒病的确诊是通过实验室逆转录聚合酶链反应（RT-PCR）方法，检测该病毒 RNA 特异性片段，检测病人/疑似病人血液、精液或其他体液里的寨卡病毒来实现的，尿液也可检出该病毒，不同类型样品的检测时效性见表 2-2。有研究分别对 182 个病人的唾液、血液、唾液和血液进行寨卡病毒 RT-PCR 检测，发病时间和样本对阳性检出率的影响见图 2-12，其中横坐标代表症状出现后的天数，纵坐标代表阳性样本百分比。结果发现，唾液样本在症状出现第三天的检出率最高（25%），血液样本在第二天的检出率最高（5%），在症状出现的第 8 天，仍有可能检出，检测阳性率约 1%。

表 2-2　不同类型样品中寨卡病毒检测时效性

样品类型	检测方法	检测时效性
血液	RT-PCR	症状出现 5 天之内是最有效的检测时间，偶尔在症状出现 8 天之内也可检测到
唾液	RT-PCR	症状出现 5 天之内是最有效的检测时间，偶尔在症状出现 8 天之内也可检测到
尿液	RT-PCR	可参考数据很少，有研究对 6 例寨卡病毒病患者的研究发现，症状出现 10 天之内 6 例病人尿液中均可检测到寨卡病毒，症状出现 30 天之内仍有一例病人尿液中可检测到寨卡病毒
精液	RT-PCR	可参考的数据很少，有研究发现，症状出现 62 天之内病人精液中依然可检测到寨卡病毒 RNA

数据来源：Basarab M，et al，2016

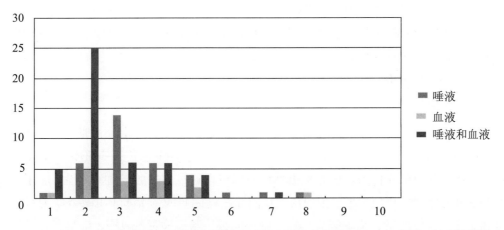

图 2-12　182 个病人的唾液、血液、唾液和血液进行的寨卡病毒 RT-PCR 检测，其中横坐标代表症状出现后的天数，纵坐标代表阳性样本百分比。（Musso D，et al，2015a）

（四）用于诊断检测的样品类型

全血不能用于血清学检测。血清学试验至少需要 0.5mL 的血清/或 1mL 脑脊液。脑脊液标本通常需要稀释，因此需要更大量的样本。用于血清学试验的样品应该冷藏或冷冻。样品应用有冰袋的保温箱运输，以确保样品的完整性。

用于病毒分离/或核酸扩增的样品，应是新鲜的冷冻组织、血清或脑脊液，组织大小约 1cm³；样品应立即在−70℃条件下冷冻，在运输过程中加入干冰以保持冰冻条件，收到样品后应立即实验或冷冻保存。

二、病例诊断

具体的诊断流程和诊断依据如下：

（一）诊断依据

根据流行病学史、临床表现和相关实验室检查综合判断。

（二）病例定义

1. 疑似病例：符合流行病学史且有相应临床表现。

（1）流行病学史：发病前 14 天内在寨卡病毒感染病例报告或流行地区旅行或居住；或者接触过疑似、临床诊断或确诊的寨卡病毒病患者。

（2）临床表现：难以用其他原因解释的发热、皮疹、关节痛或结膜炎等。

2. 临床诊断病例：疑似病例且寨卡病毒 IgM 抗体检测阳性，同时排除登革热、流行性乙型脑炎等其他常见黄病毒感染。

3. 确诊病例：疑似病例或临床诊断病例经实验室检测符合下列情形之一者：

（1）寨卡病毒核酸检测阳性。

（2）分离出寨卡病毒。

（3）恢复期血清寨卡病毒中和抗体阳转或者滴度较急性期呈 4 倍以上升高，同时排除登革热、流行性乙型脑炎等其他常见黄病毒感染。

（三）诊断检测

1. 病例标本

对怀疑感染寨卡病毒的患者，要尽早采集血标本，同时要采集尿液和唾液标本。如果临床高度怀疑男性为寨卡病毒病，在上述标本无法确诊时，可考虑采集精液开展检测。对病例应尽可能采集双份血液标本，两份标本之间相隔 14 天为宜，住院病例可于入院当天和出院前 1 天各采集一份。如需采集精液标本，应在采集精液标本前采集尿液标本。

2. 病原学诊断检测

寨卡病毒病的诊断检测方法包括病毒核酸检测、IgM 抗体检测、中和抗体检测和病毒分离等。寨卡病毒与黄病毒属其他病毒具有较强的血清学交叉反应，目前主要采用病毒核酸检测。

核酸检测是目前早期诊断寨卡病毒病的主要检测手段。病毒血症持续时间一般在 10 天以内。在感染者的唾液、尿液、精液中可检测到寨卡病毒 RNA，且持续时间可长于病毒血症期。乳汁中可检测到寨卡病毒核酸，但尚无通过哺乳感染新生儿的报道。

检测血清特异性 IgM 抗体也可作为寨卡病毒病诊断依据。发病 3 天后可检出病毒特异性 IgM 抗体，但发病 7 天后检出率高。IgM 抗体阳性，提示患者可能新近感染寨卡病毒，但寨卡病毒 IgM 抗体与登革病毒、黄热病毒和西尼罗病毒等黄病毒有较强的交叉反应，易于产生假阳性，需要进行鉴别诊断。

中和抗体方法可用于寨卡病毒病的确诊。患者恢复期血清中和抗体阳转或滴度较急性期呈 4 倍及以上升高，且排除登革、乙脑等其他常见黄病毒感染，可以确诊。

对于有寨卡病毒病疫区旅行史的孕妇，在旅行结束 2 周内，无论有无出现寨卡病毒病相关症状，美国 CDC 建议，均进行寨卡病毒病的诊断检查，具体推荐检查方法见图 2-13。

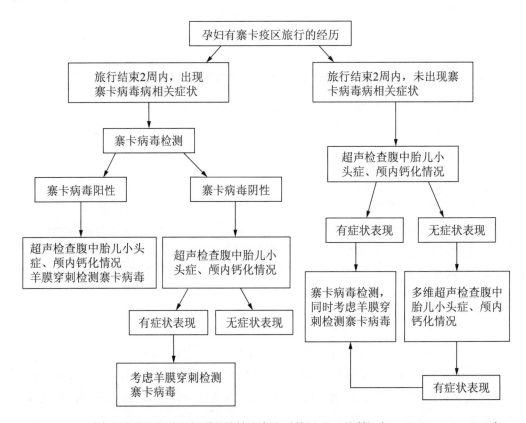

图 2-13 对寨卡疫区旅行的孕妇采用的检查方法（美国 CDC 推荐）(Shuaib W, et al, 2016)

（四）鉴别诊断

由于寨卡病毒与其他黄病毒有交叉反应（表 2-3）和相似的临床特征（表 2-1），因此需要与登革热和基孔肯雅热等进行鉴别诊断。

开展寨卡病毒实验室检测时，应同时考虑登革病毒和基孔肯雅病毒感染可能。登革病毒和基孔肯雅病毒实验室检测应按照相应的技术指南开展。

表 2-3　寨卡病毒和其他黄病毒交叉反应（张硕等，2016）

患者	出现症状后的天数	PRNT$_{90}$ titer									
		寨卡病毒	登革病毒 I 型	登革病毒 II 型	登革病毒 III 型	登革病毒 IV 型	乙型脑炎病毒	黄热病毒	西尼罗病毒	圣路易脑炎病毒	墨累谷脑炎病毒
寨卡病毒初次感染											
822a	5	320	<10	<10	<10	<10	<10	<10	<10	<10	<10
822b	10	2560	10	10	10	10	<10	<10	<10	<10	<10
822c	24	5120	10	10	10	10	<10	<10	<10	<10	<10
830a	2	<10	<10	NT‡	NT	NT	NT	NT	NT	NT	NT
830b	21	2560	<10	<10	<10	<10	<10	<10	<10	<10	<10
849a	3	320	<10	<10	<10	<10	<10	<10	<10	<10	<10
849b	18	10240	<10	<10	<10	<10	<10	20	<10	<10	<10
862a	6	320	<10	<10	<10	<10	<10	<10	<10	<10	<10
862b	20	2560	10	10	<10	<10	<10	<10	<10	10	<10
寨卡病毒继发感染											
817a	1	80	80	160	320	160	<10	<10	<10	40	40
817b	19	10240	2560	20480	5120	5120	20	320	160	1280	640
833a	1	160	320	80	40	20	<10	<10	<10	<10	<10
833b	19	81920	20480	5120	5120	1280	<10	<10	80	320	320
844a	2	20	1280	640	320	160	<10	<10	5	20	20
844b	16	10240	40980	10240	5120	1280	5	<10	160	640	640
955a	1	40	1280	640	320	320	<10	<10	<10	40	40
955b	14	163840	81920	20480	10240	5120	10	<10	640	2560	1280
968a	1	80	320	320	80	40	<10	<10	<10	40	20
968b	3	10240	640	640	160	160	<10	<10	10	40	20
839a	3	<10	<10	10	<10	<10	<10	40	<10	<10	<10
839b	20	10240	40	320	40	40	<10	640	40	80	80
847a	5	<10	<10	<10	<10	<10	<10	640	<10	<10	<10
847b	8	2560	40	320	160	40	<10	1280	80	320	320

1. 鉴别诊断——登革热

1779 年首次报道该病，命名为关节热和骨折热，1869 年由英国伦敦皇家内科学会命名为登革热。1943 年发现登革病毒。属黄病毒科、黄病毒属，血清分为分Ⅰ型和Ⅳ型。主要通过白纹伊蚊或埃及伊蚊叮咬后传播。约有一半世界人口面临登革热的危险，全球每年可能有 5000 万～1 亿登革热感染病例，在非洲、美洲、东地中海、东南亚和西太平洋 100 多个国家呈地方性流行。2013 年在中国云南地区暴发流行，2014 年广东地区暴发流行。潜伏期 5～8 天。发热起病急、先寒战、随之体温迅速升高，24h 内可达 40℃。一般持续 5～7 天，然后骤降至正常。热型多不规则，部分病例于第 3～5 天体温降至正常，1 天后又再升高，称为双峰热或鞍型热。儿童病例起病较缓、热度也较低。

（1）全身毒血症状：头痛、腰痛，尤其骨、关节疼痛剧烈，似骨折样或碎骨样，严重者影响活动，但外观无红肿。消化道症状可有食欲下降恶心、呕吐、腹痛、腹泻。脉搏早期加快，后期变缓。严重者疲乏无力呈衰竭状态。

（2）皮疹：病程 3～6 天出现，为斑丘疹或麻疹样皮疹，也有猩红热样皮疹，重者为出血性皮疹。皮疹分布于全身、四肢、躯干和头面部多有痒感，疹退后无脱屑及色素沉着。

（3）出血：25%～50%病例有不同程度出血。如牙龈出血、鼻衄、消化道出血、咯血、血尿等。

（4）其他：多有浅表淋巴结肿大。约 1/4 病例有肝脏肿大及 ALT 升高个别病例可出现黄疸。束臂试验阳性。

2. 鉴别诊断——基孔肯雅热

1952年在坦桑尼亚首次发现。2005年底留尼旺岛基孔肯雅热暴发流行。全岛70万居民1/3人发病。2006年印度8个省151个县基孔肯雅热暴发，8个月间疑似病例数超过125万，有一些地区报告的患病率高达45％。从2006年2月～2006年10月，印度报告的疑似病例数超过125万，在有些地区报告的罹患率达45％。2010年10月广东东莞市万江新村社区发生聚集性基孔肯雅热疫情，发现91例疑似病例。基孔肯雅热为披膜病毒科甲病毒属。急性期患者、隐性感染者和感染病毒的非人灵长类是本病的主要传染源。埃及伊蚊和白纹伊蚊是本病的主要传播媒介。流行地区主要分布于非洲、南亚和东南亚地区。潜伏期为2～12天，通常为3～7天。

(1) 发热：可达39℃，持续3～5天。

(2) 皮疹：80％的患者在发病后2～5天，躯干、四肢的伸展侧、手掌和足底出现皮疹，为斑疹、丘疹或紫癜。

(3) 关节疼痛：可伴有全身性肌痛。关节痛多为游走性，随运动加剧晨间较重。主要累及小关节。

(4) 结膜炎：结膜充血和轻度畏光。

(5) 其他极少数患者可出现脑膜脑炎、肝功能损伤、心肌炎及皮肤粘膜出血。

3. 鉴别诊断——西尼罗热

1950年埃及描述了该病的生态学特征。病原为西尼罗病毒，黄病毒科，单股正链RNA。传染源主要是鸟类，如乌鸦、家雀、知更鸟、杜鹃、海鸥等，蚊是该病的主要传播媒介，以库蚊为主。1957年以色列发生了暴发流行被认为是引起老年人严重的脑膜脑炎的原因。1994年以来相继在罗马尼亚、摩洛哥、突尼斯、意大利、俄罗斯、美国、以色列、法国、加拿大等地暴发。美国自1999年8月发现首例病人，截至2005年累计共有19655人感染，死亡782人。2012年1000余宗感染病例，41人死亡。潜伏期一般为3～12天。约80％的人没有症状。主要表现为发热，1/3以上的病人发热可达到38.3～40℃。伴有寒战、周身不适、头痛、背痛、关节痛、肌肉痛。常有颜面红晕、结膜充血和全身性淋巴结肿大等体征。半数病人皮肤有斑丘疹或白色玫瑰样皮疹，尤其儿童常见。50％病人有肝脏肿大，10％有脾脏肿大。重症病人偶见心肌炎、胰腺炎和肝炎。部分病人还可出现严重的眼痛、结膜水肿、充血和肌肉酸痛等症状。自限性约一周恢复。

4. 鉴别诊断——黄热病

病原黄热病毒为黄病毒科，黄病毒属。有3种传播类型：丛林型、媒介型和城市型。城市型的主要传染源为病人及隐性感染者，特别是发病4天以内的患者。埃及伊蚊是城市型黄热唯一传播媒介。1987～1991年，黄热病在尼日利亚流行，几十万人受到感染。非洲和南美流行较为严重，全球 44 个国家为黄热病的流行区，其中非洲占 33 个国家。潜伏期为 3～6 天。感染后出现临床疾病的约占 5％～20％，仅少数病人病情严重终至死亡。急性起病，发热 39～40℃，寒战、剧烈头痛、背痛、广泛性肌肉痛、结膜和面部充血、鼻出血和恶心呕吐。相对缓脉、上腹不适、压痛明显。小便色深、可有蛋白尿。症状持续 3～5 天。约 15％～25％患者症状缓解 12～24h 后，体温再次升高，全身症状重新出现频繁呕吐、上腹痛。出现黄疸并逐渐加深。

出血倾向：瘀点、瘀斑、鼻衄、粘膜、牙龈广泛性出血，甚至可以出现大出血肾损害。持续 3～8 天内后渐入恢复期。

第三节　治　疗

一、治疗方法

寨卡病毒病是一种自限性急性传染病，目前尚无针对该病的特异性抗病毒药物，临床上采取支持治疗，包括止痛、退烧、休息等，主要采取对症治疗。国家卫生计生委于 2016 年 2 月 3 日公布《寨卡病毒病诊疗方案（2016 年第 1 版）》，后经组织专家在借鉴世界卫生组织有关指南和总结国内有关病例救治经验的基础上，修订完善寨卡病毒病诊疗方案，2016 年 3 月 30 日，公布了《寨卡病毒病诊疗方案（2016 年第 2 版）》。该版方案对寨卡病毒的治疗方案进行了细化，增加了中医药治疗方法，指出该病属中医"瘟疫·疫疹"范畴，可参照"疫疹"辨证论治，并介绍了对应症状需要的治法、基本方药和中成药。主要包括一般治疗、对症治疗和中医药治疗。

（一）一般治疗

寨卡病毒病通常症状较轻，不需要做出特别处理，以对症治疗为主，加强营养支持。病人注意卧床休息，陪护人员注意观察凝血功能障碍和多器官衰竭等临床变化。发病第一周内，实施有效的防蚊隔离措施。

（二）对症治疗

（1）高热不退患者可服用解热镇痛药，如对乙酰氨基酚，成人用法为 250～500mg/次、每日 3～4 次，儿童用法为每次 10～15mg/kg，可间隔 4～6h 1 次，24h 内不超过 4 次。儿童应避免使用阿司匹林以防并发急性脑病合并内脏脂肪变性综合征。

（2）伴有关节痛患者可使用布洛芬，成人用法为 200～400mg/次，4～6h 1 次，儿童每次 5～10mg/kg，每日 3 次。

（3）伴有结膜炎时可使用重组人干扰素 α 滴眼液，1～2 滴/次滴眼，每日 4 次。

注：在排除登革热之前，避免使用阿司匹林和其他非甾体类如布洛芬和萘普生等抗炎药物治疗，以防出血并发症。

（三）中医药治疗

本病属中医"瘟疫·疫疹"范畴，可参照"疫疹"辨证论治。

1. 邪犯卫表证

症状：皮疹、发热、恶风寒、咽痛、肌肉骨节疼痛，或见肌肤疹点隐约，或头颈皮肤潮红、目赤多泪。可见舌尖边红，脉浮数。

治法：清热解表。

基本方药：银花、连翘、荆芥穗、赤芍、青蒿、淡豆豉、黄芩、柴胡。

加减：目赤者，加菊花、夏枯草；肌肤疹点显露者，加升麻、紫草；热甚者，加生石膏、知母。

中成药：可选用清热解表类中成药。

2. 邪郁气营证

症状：发热，口渴，疹点稠密，紫赤成片，头痛，骨节疼痛。可见舌质红绛，脉数。

治法：清营透邪。

基本方药：生地、赤芍、丹皮、紫草、银花、连翘、白茅根、青蒿、炒栀子、生石决明。

加减：大便秘结者，加生大黄、枳实；热甚者，加生石膏；头疼甚者，加钩藤；关节疼痛重者，加松节、桑枝。

中成药：可选用清营透邪类中成药。

3. 气阴两虚证

症状：热退，神疲，口干，少气，斑疹渐隐，小便黄。可见舌红、少苔，脉细。

治法：益气养阴。

基本方药：北沙参、麦冬、山药、五味子、天花粉、淡竹叶、白茅根、麦芽。

中成药：可选用益气养阴类中成药。

（四）其他

对感染寨卡病毒的孕妇，建议定期产检，每 3～4 周监测胎儿生长发育情况。

二、出院标准

综合评价住院患者病情转归情况以决定出院时间。建议出院时应符合以下条件：

（1）体温正常，临床症状消失。

（2）血液核酸连续检测 2 次阴性（间隔 24h 以上）；不具备核酸检测条件者，病程不少于 10 天。

三、预防

目前尚无疫苗进行预防，最佳预防方式是防止蚊虫叮咬。建议准备妊娠及妊娠期女性谨慎前往塞卡病毒流行地区。

防蚊方法如下：衣服（最好是浅色）遮盖身体的面积越大越好。使用驱虫剂：驱虫剂可喷洒于皮肤或衣物表面，成分应含有 DEET（驱蚊胺）、IR3535 驱蚊酯或埃卡瑞丁，这些都是驱虫剂中最常见的生物活性成分。驱蚊剂的使用必须严格按照说明书，确保孕妇安全使用。

使用物理隔离，如在门窗上使用网筛或网状材料隔离。在蚊帐里休息，尤其是白天，这个时间是伊蚊最活跃的时期。消除潜在的蚊子孳生地，清空、更换或填埋如水桶、花盆、轮胎中的积水。

塞卡患者以及他们的性伴侣，尤其是孕妇，应当即刻了解塞卡的性传播风险、避孕方式和安全的性行为等相关信息。条件允许的情况下，正确并长期使用避孕套。

已在患病母亲的母乳中发现塞卡病毒，但目前还没有这种病毒通过母乳喂养传播给婴儿的证据。世界卫生组织建议前 6 个月纯母乳喂养。

患者及无症状感染者应当实施有效的防蚊隔离措施 10 天以上，4 周内避免献血，2～3个月内如发生性行为应使用安全套。

本章参考文献

1. 国家卫生与计划生育委员会．国家卫生计生委办公厅关于印发塞卡病毒病防控方案（第二版）的通知 . 2016 - 04 - 01. http：//www. nhfpc. gov. cn/jkj/s3577/201604/d27c387de74a48668dc895371c97e523. shtml.

2. 国家卫生与计划生育委员会．国家卫生计生委办公厅关于印发塞卡病毒病诊疗方案（2016 年第 2 版）的通知 . 2016 - 03 - 30. http：//www. nhfpc. gov. cn/yzygj/s3593g/201603/caf676bda9db4c94950126f9cb126b96. shtml.

3. 张硕，李德新．塞卡病毒和塞卡病毒病 ［J］．病毒学报，2016，32（1）：121 - 127.

4. Basarab M，Bowman C，Aarons E，et al. Zika virus. BMJ. 2016，352：i1049.

5. CDC. Symptoms，testing，and treatment. http：//www. cdc. gov/zika/symp-toms/index. html.

6. Diagne CT，Diallo D，Faye O，et al. Potential of selected Senegalese Aedes spp. mosquitoes（Diptera：Culicidae）to transmit Zika virus. BMC Infect Dis，2015，

15：492.

7. Diallo D，Sall A，Diagne C，et al. Zika virus emergence in mosquitoes in Southeastern Senegal，2011. PLoS One，2014，9（10）：e109442.

8. Dyan J. Summers，NP－C，MPH，Rebecca WA，et al.，Zika Virus in an American Recreational Traveler，Journal of Travel Medicine，2015，22（5）：338－340.

9. Dyer，Owen US agency says Zika virus causes microcephaly，BMJ. 2016，353：i2167.

10. Grard G，Caron M，Mombo IM，et al. Zika virus in Gabon（Central Africa）－2007：a new threat from Aedesalbopictus? PLoS Negl Trop Dis，2014，8（2）：e2681.

11. Haddow AJ，et al.，Twelveisolations of Zika Virus from Aedes（Stegomyia）Africanus（Theobald）taken in and above a Uganda forest. Bull World Health Organ，1964，31：57－69.

12. Hayes EB. Zika virus outside Africa. Emerg Infect Dis，2009，15（9）：1347－1350.

13. Ioos S，Mallet HP，LeparcGoffart I，et al. Current Zika virus epidemiology and recent epidemics. Med Mal Infect，2014，44（7）：302－307.

14. Kutsuna S，Kato Y，Takasaki T，et al. Two cases of Zika fever imported from French Polynesia to Japan，December 2013 to January 2014. Euro surveill，19（4）：pii＝20683.

15. Ledermann JP，Guillaumot L，Yug L，et al. Aedes hensilli as a potential vector of chikungunya and zika viruses. PLoS Negl Trop Dis，2014，8（10）：e3188.

16. Lorenzo D，Pérez－Girón JV，Zammarchi L，et al.，Cytokine kinetics of Zika virus－infected patients from acute to reconvalescent phase. Med Microbiol Immunol，2016，205（3）：269－273.

17. Marchette NJ，Garcia R，Rudnick A. Isolation of Zika virus from Aedes aegypti mosquitoes in Malaysia. Am J Trop Med Hyg，1969，18（3）：p. 411－415.

18. Miranda－Filho Dde B，Martelli CM，Ximenes RA，et al.，Initial Description of the Presumed CongenitalZika Syndrome，Am J Public Health，2016，106（4）：598－600.

19. MNC. Guillain Barre Syndrome Treatment. http：//www. manchesterneurotherapy. co. uk/conditions/guillan－barre－syndrome/.

20. Musso D，Roche C，Nhan TX，et al. Detection of Zika virus in saliva. J Clin Virol，2015，68：53－55.

21. Oliveira Melo AS，Malinger G，Ximenes R，et al. Zika virus intrauterine in-

fection causes fetal brain abnormality and microcephaly: tip of the iceberg? Ultrasound Obstet Gynecol，2016，47（1）：6 - 7.

22. Rubin EJ，Greene MF，Baden LR. Zika Virus and Microcephaly. N Engl J Med，2016，374（10）：984 - 985.

23. Schuler - Faccini L，Ribeiro EM，Feitosa IM，et al. Possible Association Between Zika Virus Infection and Microcephaly - Brazil，2015. MMWR Morb Mortal Wkly Rep，2016，65（3）：59 - 62.

24. Shuaib W，Stanazai H，Abazid AG，et al. Reemergence of Zika virus: a review on pathogenesis，clinical manifestations，diagnosis，and treatment. Am J Med，2016，129（8）：879. e7 - 879. e12.

25. Teixeira MG，Costa Mda C，de Oliveira WK，et al. The epidemic of Zika Virus - related microcephaly in Brazil: detection，control，etiology，and future scenarios. Am J Public Health，2016，106（4）：601 - 605.

26. WIKIPEDIA. Microcephaly. https：//en. wikipedia. org/wiki/Microcephaly.

27. Wong PS，Li MZ，Chong CS，et al. Aedes（Stegomyia）albopictus（Skuse）：a potential vector of Zika virus in Singapore. PLoS Negl Trop Dis，2013，7（8）：e2348.

28. Zammarchi L，Stella G，Mantella A，et al. Zika virus infections imported to Italy: clinical，immunological and virological findings，and public health implications. JClin Virol，2015，63：32 - 35.

第三章　病原学

第一节　病毒起源

一、病毒的发现

1947 年，实验人员将在距乌干达首都坎帕拉约 25 千米处抓来的一些恒河猴放在笼子里，准备用于黄热病的研究。其中 1 只猴子突然出现发热症状，研究人员从这只猴子体内分离到一种新型病毒。由于这些猴子生长在乌干达的杂草丛中，"杂草"乌干达语读作"Zika"，因此科学家将这种病毒命名为"Zika virus"即"寨卡病毒"。1948 年初，科学家从乌干达非洲伊蚊体内分离出寨卡病毒；1952 年在乌干达和坦桑尼亚的人体中成功分离到寨卡病毒；1964 年在尼日利亚首次发现人感染寨卡病毒病例。

二、病毒的传播

自从被发现以来，寨卡病毒感染已经在非洲、亚洲、太平洋地区暴发过。2007 年以前，尽管该病毒已在非洲和亚洲进行了病毒学监测和昆虫学的研究，鲜有人感染寨卡病毒病，自 1947 年寨卡病毒被人类发现，直至 2007 年西太平洋雅浦（Yap）岛发生第 1 次人类寨卡病毒暴发流行，这 60 年间，仅见 14～18 例感染病例，且均分布在非洲和南亚的热带地区。1952 年在乌干达和尼日利亚进行的血清学调查结果表明，寨卡病毒已经感染人类。一项针对所有年龄段的 84 人为调查对象的血清学调查显示，其中 50 人的血清中含有抗体，所有 40 岁以上调查对象均已产生免疫。同年印度的一项研究表明，大量印度人已经对寨卡病毒产生免疫反应，提示该病毒早已广泛感染人群。1951～1981 年，人感染寨卡病毒的情况陆续出现在其他靠近赤道的非洲国家，如中非共和国、埃及、加蓬、塞拉利昂、坦桑尼亚和乌干达，以及部分亚洲国家，如印度、印度尼西亚、马来西亚、菲律宾、泰国和越南。

寨卡病毒病的第一次暴发发生于 2007 年，地点位于密克罗尼西亚联邦雅浦岛，岛上居民 7500 人中有 73% 的人口都受到感染，49 例病例被确诊，住院病例数与死亡病例数均未被报告。这也是寨卡病毒病在非洲和亚洲以外地区被首次报告。2007 年，研究者们随机选取雅浦岛全部 1276 户家庭中的 200 户家庭入组，展开人群流行病学调查分析，结果表明有 185 例符合疑似寨卡病毒感染诊断标准，其中 49 例（26%）为确诊病例，59 例（32%）为临床诊断病例，72 例（39%）为疑似病例，另有 5 例被排除。此外，对 45 例确诊患者出现症状 10 天内的血清学标本进行检测，其中 15 例发现寨卡病毒 RNA。该研究最终估计 2007 年暴发流行期间该岛约 73% 居民被感染。此次流行至 2013 年 10 月前，泰国、柬埔寨、印度尼西亚等太平洋国家亦有偶发感染病例出现，但未造成大规模流行。但 2013 年 10 月～2014 年 3 月，寨卡病毒在法属波利尼西亚发生了全球第二次也是一次较大规模流行，当地约 28000 人被感染，占当地居民总数的 11%，其中有 8750 例临床诊断病例，病毒继而传播到库克群岛、智利复活节岛（Easter Island）等附近岛屿。在这次流行中，大量病例呈登革热样症状，一些会并发神经系统疾病（格林-巴利综合征、脑膜脑炎）或自身免疫性疾病（血小板减少性紫癜、白细胞减少症），而在此之前没有重症病例报道。有 74 例感染者出现神经系统或自体免疫综合征，其中 42 例确诊为格林-巴利综合征。之前，寨卡病毒感染被普遍认为症状轻微，为自限性疾病，没有重度患者或住院患者。但此次疫情中，其所引发的神经系统并发症逐渐受到重视。其后发现寨卡病毒感染病例和暴发疫情的国家及地区有增加趋势。2014 年，挪威、德国、澳大利亚、法国、加拿大和意大利也报道了一些散发病例，大部分是输入性病例随后，直至 2015 年，寨卡病毒始终在太平洋岛国蔓延，涉及国家和地区包括新喀里多尼亚、库克群岛、复活节岛、瓦努阿图、所罗门群岛、斐济等。有专家认为，巴西暴发的寨卡病毒疫情是由 2014 年 2 月在复活节岛上检测出的寨卡病毒传入。

巴西自 2015 年 5 月发生寨卡病毒本地流行，疫情不断升级，据专家估计，目前其境内的感染者估计有 150 万，并呈蔓延扩大和跨境传播趋势，仅 2015 年 11 月～2016 年 1 月 17 日期间，美洲新增 14 个国家出现寨卡病毒本地传播。截至 2016 年 2 月 4 日，全球已有 35 个国家和地区出现寨卡病毒本地传播。

Lancet 于 2016 年 1 月 9 日发表社论，认为寨卡病毒对全球健康的威胁在持续加剧，美洲中部和南部在不断出现新发感染病例，并且寨卡病毒有可能会像同样由伊蚊所传播的登革热和基孔肯雅病这 2 种虫媒传染病的发展轨迹那样，疫情逐步恶化，因此号召全球为预防、检测和应对寨卡病毒而共同努力。国际专家对本次疫情发展态势开展基于数据的预测研究。加拿大多伦多大学、英国牛津大学等、加拿大渥太华大学、美国哈佛医学院等机构经过国际合作研究，估计了寨卡病毒自巴西传播到其他国家的可能性。研究人员为了识别寨卡病毒全球扩散高风险路径以及易于发生本地传播的地理位置，在借鉴登革热季节性模型基础上，整合了全球埃及伊蚊和白纹伊蚊生态学分布数据，以及全球气温特征数据，建立了寨卡病毒全球传播模型。同时挑选出全年都

有可能发生寨卡病毒流行地区 50 公里范围内的机场，从国际航空运输协会获取了自
2014 年 9 月～2015 年 8 月自这些机场离港的旅客所到目的地数据，并使用 LandScan
（一个全球人口网格数据集）估计了生活在易于发生寨卡病毒本地传播地区的人口数。
研究结果表明，共有 990 万旅客从上述机场出港，目的地包括美洲 65％、欧洲 27％、
亚洲 5％，前往美国（76.7 万）、阿根廷、智利、意大利、葡萄牙、法国的人占多数。
而前往亚非洲的旅客中，主要的目的地为中国和安哥拉。研究者们认为，寨卡病毒有
可能在拉丁美洲和加勒比地区快速传播。

　　总之，本次寨卡病毒疫情仍在快速发展中，防控形势越来越严峻。很多国家的疾
病防控专家和病毒学家针对寨卡病毒对本国以及全球健康威胁的担忧也与日俱增，寨
卡病毒与新生儿小头畸形、格林-巴利综合征的可能关系非常令人担忧。世界卫生组织
认为，寨卡病毒传播的速度和范围都在明显加快，很可能发展成为区域性全球重大疫
情。疫情防控措施中不仅需要高度重视切断蚊虫媒介传播链，而且需要重视母婴传播、
输血传播和性活动等传播方式可能带来的危害。

第二节　生物学特性

一、病毒分类

　　寨卡病毒属于黄病毒科（*Flaviviridae*）黄病毒属（*Flavivirus*），在系统发育和抗
原性上与斯庞德温尼（*Spondweni*）病毒相关，基因组大小为 11 kb 的单股正链 RNA
病毒。该病毒 RNA 包括完整的开放阅读框，编码一个多聚蛋白，经宿主蛋白酶和病毒
蛋白酶切而成。该多聚蛋白包括衣壳、膜、包膜 3 个结构蛋白和 7 个非结构蛋白
（NS1、NS2a、NS2b、NS3、NS4a、NS4b 和 NS5）。结构蛋白位于氨基端，非结构蛋
白位于羧基端，具有丝氨酸蛋白酶、RNA 解旋酶和 RNA 依赖 RNA 聚合酶（RDRP）
功能。其中，衣壳蛋白和单股正链 RNA 基因组构成 20 面体对称的核衣壳，外层脂质
包膜黄病毒属总共包含 53 个种，其中有 27 种经蚊传播，12 种经蜱传播，余下 14 种病
毒的传播媒介尚不清楚。根据血清学抗原特点，黄病毒可分为血清群和亚群。寨卡病
毒属于黄病毒属的 *Spondweni* 血清群（见图 3-1）。寨卡病毒与同为黄病毒属的黄热
病毒、登革病毒和西尼罗病毒等存在较强的血清学交叉反应，与甲病毒属的基孔肯雅
病毒也存在较强的血清学交叉反应。

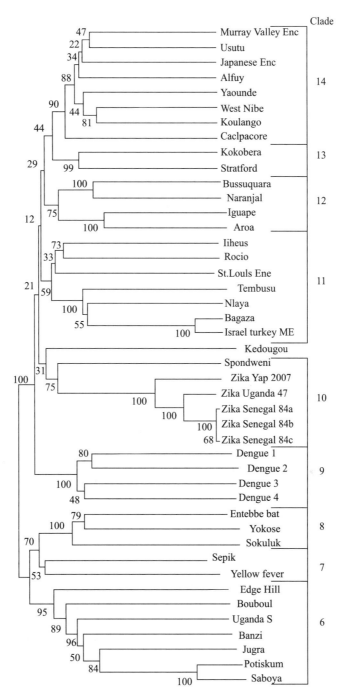

图 3-1 黄病毒属血清型别（Hayes EB，2009）

二、形态结构

寨卡病毒粒子呈球形（见图 3-2），平均直径为 40~70nm，有包膜，其上镶有糖蛋白组成的刺突，包膜内为呈二十面体状对称排列的核衣壳蛋白，内包含一个直径约 25～30nm 的核蛋白。病毒基因组为不分节段的单股正链 RNA，包含两个侧翼非编码区（5′ UTR 和 3′ UTR）。该基因组 5′末端有甲基化的帽状结构用于细胞翻译，3′末端非多聚腺苷酸化并形成环状结构。病毒颗粒 RNA 具有传染性，同时兼具病毒基因组 RNA 和信使 mRNA 的功能。

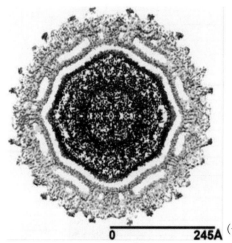

（长度单位，埃）

图 3-2　寨卡病毒形态结构（Sirohi D, et al, 2016）

三、抵抗力

寨卡病毒对于环境的抵抗力目前尚不清楚，但黄病毒属同属的病毒一般不耐酸、不耐热，对 70％乙醇、1％次氯酸钠、脂溶剂、乙醚、过氧乙酸等消毒剂敏感，60℃作用 30min 和紫外照射均可灭活。

四、感染特性

寨卡病毒可在蚊源细胞 C6/36、哺乳动物细胞 Vero、BHK-21 等细胞中培养繁殖，产生典型的细胞病变和蚀斑。可感染小鼠神经前体细胞从而导致小头畸形，对滋养层细胞不敏感，排除了寨卡病毒通过感染滋养层细胞的途径入侵发育中的胎儿。

可通过颅内接种乳鼠进行病毒的分离，接种 1～3 日龄的乳鼠后，一般潜伏期为 3～7 天，乳鼠发病后出现消瘦、活动力减弱、后肢抽搐以及嗜睡等神经系统症状，也有乳鼠感染不发病的情况出现，成年鼠对病毒不敏感。

人群普遍易感，寨卡病毒亦可感染猴、狒狒以及猩猩等非人灵长类动物。

第三节　基因组结构

一、概述

寨卡病毒基因组为不分节段的单股正链 RNA，长度约为 10.8Kb，其 5′端有帽状结构，3′端无多聚腺苷酸尾（polyA）。基因组 5′端和 3′端各有一段非编码区（UTR），中间是一个长的开放阅读框（ORF），编码一个多聚蛋白，这个多聚蛋白随后被多种蛋白酶剪切，形成成熟的病毒蛋白。ORF 可分为两个部分，5′端前 1/4 部分编码 3 种结构蛋白（核心蛋白 C、膜结合蛋白前体 PrM 以及包膜蛋白 E），为结构区；3′末端 3/4 部分序列编码 7 种非结构蛋白（NS），为非结构区。整个 ORF 的编码顺序为 5′caps - C -PrM - E - NS1 - NS2A - NS2B - NS3 - NS4A - NS4B - NS5 - 3′（见图3 - 3）。

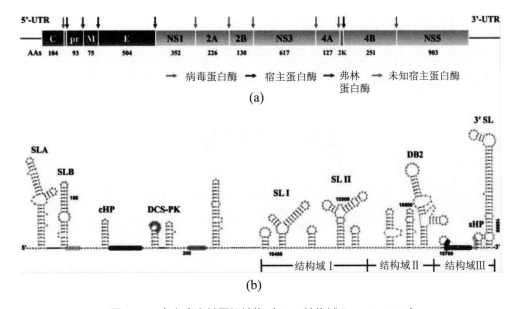

图 3 - 3　寨卡病毒基因组结构（Ye Q 结构域Ⅱ et al，2016）

二、结构区

结构区从开放阅读框 5′端的 ATG 起始密码子开始，至 2385nt 止，含有 2385 个核苷酸，编码 795 个氨基酸，含 3 个结构蛋白（核心蛋白 C、膜结合蛋白前体 PrM 以及包膜蛋白 E）。3 个结构蛋白是病毒颗粒的主要组成成分。C 蛋白含 125 个氨基酸，内部具有特异的抗原簇，为补体结合性抗原。PrM 是 M 蛋白的前体，含 165 个氨基酸，

在病毒成熟的晚期，PrM 经蛋白酶剪切成 M 蛋白，为病毒表面结构蛋白。871 nt -
2385 nt 位编码 E 蛋白，含 505 个氨基酸。E 蛋白可分为 3 个结构域，从氨基端到羧基
端分别为结构域Ⅰ、Ⅱ、Ⅲ。E 蛋白上，具有中和抗原表位、型特异表位及黄病毒属
特异性表位，是病毒重要的抗原成分，决定着病毒的细胞嗜性和毒力。

三、非结构区

开放阅读框 3′端 3/4 部分从 2386nt 开始，终止于 10270 - 10272nt 处的终止密码
子，全长 7887 个核苷酸为非结构区，编码 7 个非结构蛋白（NS1，NS2A，NS2B，
NS3，NS4A，NS4B 和 NS5）。非结构蛋白不参与病毒粒子的构成，仅存在于病毒感染
的宿主细胞中，一般为酶类或调节蛋白等，参与病毒的复制、蛋白加工及病毒装配等
过程。黄病毒属的 NS1 蛋白是一个高度保守的蛋白，其在病毒复制过程中的功能尚不
清楚。NS2 蛋白由 3472 - 4557 位核苷酸编码，被进一步剪切加工成两个非结构蛋白
（NS2A 和 NS2B），其中 NS2A 是一种蛋白酶，而 NS2B 有协同蛋白酶进行酶解的作
用。NS3 蛋白是具有三种酶活性的多功能蛋白，在 RNA 的复制和多聚蛋白的加工过程
中发挥重要作用。NS4A 和 NS4B 由病毒基因组 NS4 区域编码，可能作为 RNA 聚合酶
的辅助因子。NS5 蛋白含有依赖于 RNA 的 RNA 聚合酶的保守基序 GDD（Gly - Asp -
Asp），具有 RNA 聚合酶活性。

第四节　病毒型别

寨卡病毒最早于 1947 年从乌干达寨卡森林中的猕猴体内分离出来，并因此而得
名。1948 年，再次在寨卡森林的伊蚊身上发现病毒。1952 年，在乌干达和坦桑尼亚首
次检出人感染病例。随后，在中非、东南亚和印度等地都有病例报道的纪录。2007 年，
从非洲传播至亚洲，并在密克罗尼西亚联邦的雅浦岛爆发大规模疫情。2015 年起在中
南美洲快速扩散，并传至 60 多个国家和地区。

2012 年，通过对寨卡病毒全基因组序列进行系统进化树分析，研究人员确认，寨
卡病毒分为非洲型和亚洲型两个基因型（见图 3 - 4）。本次在南美地区流行的寨卡病毒
为亚洲型病毒。

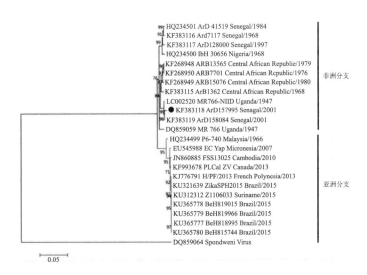

图 3-4 寨卡病毒基因组系统进化树和基因型别（Shen S, et al, 2016）

第五节 寨卡病毒的最新研究进展

一、寨卡病毒与小头症

由于寨卡病毒在美洲的肆虐伴随着小头症病例的增多，因此，研究人员高度怀疑寨卡病毒感染与新生儿小头畸形相关，这也是寨卡病毒的一个研究热点。斯洛文尼亚的一个研究小组首次证实了寨卡病毒和新生儿先天性小头症的关联。他们利用电子显微镜在感染寨卡病毒孕妇所怀的胎儿脑组织中直接观察到病毒粒子（见图 3-5）。

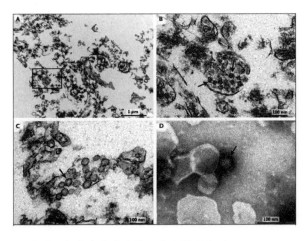

图 3-5 胎儿脑组织中寨卡病毒粒子的电镜观察（Mlakar J, et al, 2016）

2015 年 3 月，美国的 4 名华人科学家发现，寨卡病毒能感染并杀死对于大脑发育至关重要的神经干细胞。他们利用细胞培养的方法，利用寨卡病毒感染人类的诱导多功能干细胞分化成神经干细胞。结果他们发现，寨卡病毒不仅感染神经干细胞，而且还可以高效扩增，同时减缓神经干细胞的生长。这项研究为寨卡病毒与小头症的关联提供间接证据。

随后，中国的研究人员通过将寨卡病毒注入孕鼠胚胎脑部，发现小鼠胎儿的脑部宽度和长度明显缩小，寨卡病毒可以感染神经干细胞，造成神经干细胞的增殖和分化异常，神经元的大量死亡，最终导致大脑皮层变薄和小头畸形。

来自华盛顿大学医学院的研究人员通过对小鼠进行基因改造，让其缺失部分抗病毒免疫系统（Ⅰ型干扰素），使得寨卡病毒可以造成对其的致命性感染，从而构建出寨卡病毒感染的小鼠模型。并利用该模型对寨卡病毒在各个组织和器官中的含量进行测定，发现病毒含量在睾丸中最高，这从侧面支持了之前寨卡病毒可通过性传播的报道。随后，该研究团队利用孕鼠模型证实寨卡病毒可以通过孕鼠的血液循环到达胎盘，并在胎盘中进行复制，扩散到胎儿的机体循环感染胎儿大脑并导致包括小头畸形在内的发育限制。首次开发出可以在子宫内传播寨卡病毒的动物模型，为揭示寨卡病毒引发胎儿感染的分子机制研究以及新型靶向疗法的开发提供线索和思路。

同样利用小鼠模型来研究寨卡病毒的垂直传播对子代动物脑发育影响的相关成果在线发表于《细胞研究》杂志上。研究人员利用从感染患者体内分离到的寨卡病毒，感染孕鼠。结果显示，寨卡病毒可以通过胎盘屏障，直接靶向胚胎期小鼠的大脑皮层神经前体细胞并抑制其分裂，导致神经前体细胞的减少，最终造成大脑皮层面积缩小。同时，病毒感染造成子代动物脑中基因表达谱紊乱，进一步研究发现，多种与小头症相关基因的表达受到影响。这些证据表明寨卡病毒与小头症直接相关。

二、寨卡病毒与眼部病变

巴西研究人员公布了两项最新研究成果，证实了寨卡病毒可引起新生儿眼部病变。巴西研究小组的第一个研究成果，发表在《JAMA 眼科学》杂志上，揭示了易引发眼部疾病的两种情况，其中最重要的就是先天性小头症。第二种情况是孕妇在怀孕初期表现出感染寨卡病毒的迹象。第二个研究成果，发表在《眼科学》上，证实了第一个研究的结论，并总结出了完整的眼部异常症状，包括色素性视网膜炎、视神经萎缩、眼底黄斑病变以及视网膜出血等症状。此外，一项来自法国的研究发现，寨卡病毒与脑膜炎相关，可致成人患脑膜炎。一名法国患者在被寨卡感染后，脑部和脑膜均出现发炎症状，这是首次发现这类病例，相关研究结果发表于《新英格兰医学杂志》。

三、寨卡病毒粒子结构和蛋白结构

除了在病理方面的研究外，各国科学家在解析寨卡病毒粒子和病毒蛋白结构方面也取得进展。

美国普渡大学和美国国家卫生院研究人员首次解析了寨卡病毒的结构（见图3-6），鉴定出与其他黄病毒科病毒不同的区域，有利于解释病毒的传播方式和呈现疾病方式上的差异。

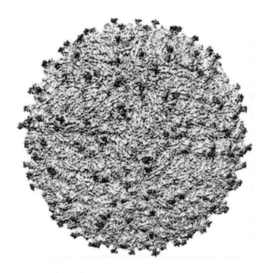

图3-6　寨卡病毒三维结构（Sirohi D，et al，2016）

高福院士团队解析了 E 蛋白的三维结构，结构显示 E 蛋白呈二聚体构象，与黄病毒属其他成员 E 蛋白结构相似，不同的是，寨卡病毒 E 蛋白表面存在独有的正电荷区域，可能使得病毒对于宿主的吸附有所不同，此外，还发现黄病毒 E 蛋白的融合肽区再寨卡病毒 E 蛋白上序列和结构都高度保守。随后，高福院士团队又成功解析了寨卡病毒非结构蛋白 NS1 的分子结构，此前的研究表明，该蛋白参与登革、西尼罗河病毒感染等疾病的发病过程。

天津生命科学学院教授杨海涛带领的科研团队解析了寨卡病毒解旋酶 1.8（埃）高分辨率晶体结构，揭示了水解三磷酸核苷的关键区域，以及容纳 RNA 的正电荷通道，为寨卡病毒药物研发提供一个精确的模型。

四、寨卡病毒的感染机制

此外，美国得克萨斯大学华人科学家史佩勇研究组成功克隆出寨卡病毒，克隆病毒有助于对其感染机理的研究，通过对任意位点、任意蛋白进行突变或缺失，从而解析寨卡病毒的致病机理，鉴定出对于致病发挥重要作用的病毒蛋白。在寨卡病毒入侵过程的研究中，研究者发现 AXL 很可能是寨卡病毒入侵神经干细胞的受体，为研究病毒的感染机制奠定基础。

在一项新的研究中，来自美国马萨诸塞大学医学院的研究人员发现干扰素诱导的跨膜蛋白（IFITMs）可以抑制寨卡病毒的复制，其中 IFITM1 和 IFITM3 可以抑制感染，IFITM3 可以阻止寨卡病毒诱导的细胞死亡。该结果对于抑制寨卡病毒感染的研究具有指导意义。

五、寨卡病毒抗体

研究人员利用从登革病毒感染者血液中分离出的两种能抑制登革病毒感染的单克隆抗体，来进行对寨卡病毒的中和实验。结果显示，这两种抗体都可以有效的与寨卡病毒结合，阻止病毒感染细胞，而其中一种抗体"中和"寨卡病毒的效率甚至比对登革病毒的中和效率更高。进一步的研究发现，这些抗体结合在寨卡病毒上的位置与登革病毒的位置相同。这些结果提示，未来也许可以开发出针对多种病毒的通用疫苗。

另一方面，在《自然·免疫学》上发表的一份研究发现，另一些从登革病毒感染者体内分离出的抗体可以促进寨卡病毒的复制，这意味着感染过登革病毒的人可能更容易被寨卡病毒感染。

上述两项研究表明，登革病毒的抗体既可以抑制也可以促进寨卡病毒的感染，因此，想要利用登革热病毒的抗体来对抗寨卡病毒，需要进一步的筛选和确认。

本章参考文献

1. Barba－Spaeth G，Dejnirattisai W，Rouvinski A et al. Structural basis of potent Zika－dengue virus antibody cross－neutralization. Nature，2016，536（7614）：48－53.

2. Carteaux G，Maquart M，Bedet A，et al. Zika virus associated with meningoencephalitis. N Engl J Med，2016，374（16）：1595－1596.

3. Dai L，Song J，Lu X，et al. Structures of the Zika virus envelope protein and its complex with a flavivirus broadly protective antibody. Cell Host Microbe，2016，19（5）：696－704.

4. Dejnirattisai W，Supasa P，Wongwiwat W，et al.，Dengue virus sero－cross-reactivity drives antibody-dependent enhancement of infection with zika virus. Nat Immunol，2016. doi：10.1038/ni.3515.

5. Hayes EB. Zika virus outside Africa. Emerg Infect Dis，2009，15（9）：1347－1350.

6. Lazear HM，Govero J，Smith AM，et al. A mouse model of Zika virus pathogenesis. Cell Host Microbe，2016，19（5）：720－730.

7. Li C，Xu D，Ye Q，et al. Zika virus disrupts neural progenitor development and leads to microcephaly in mice. Cell Stem Cell，2016，19（1）：120－126.

8. Miner JJ，Cao B，Govero J，et al. Zika virus infection during pregnancy in mice causes placental damage and fetal demise. Cell，2016，165（5）：1081－1091.

9. Miranda HA 2nd，Costa MC，Frazão MA，et al. Expanded spectrum of congenital ocular findings in microcephaly with presumed Zika infection. Ophthalmology，2016. 123（8）：1788－1794.

10. Mlakar J，Korva M，Tul N，et al. Zika Virus Associated with Microcephaly. N Engl J Med，2016，374（10）：951－958.

11. Nowakowski TJ，Pollen AA，Di Lullo E et al. Expression analysis highlights AXL as a candidate Zika virus entry receptor in neural stem cells. Cell Stem Cell，2016，18（5）：591－596.

12. Savidis G，Perreira JM，Portmann JM，et al.，The IFITMs inhibit Zika virus replication. Cell Rep，2016，15（11）：2323－2330.

13. Shan C，Xie X，Muruato AE，et al. An infectious cDNA clone of Zika virus to study viral virulence，mosquito transmission，and antiviral inhibitors. Cell Host Microbe，2016，19（6）：891－900.

14. Shen S，Shi J，Wang J，et al. Phylogenetic analysis revealed the central roles of two African countries in the evolution and worldwide spread of Zika virus. Virol Sin，2016. 31（2）：118－130.

15. Sirohi D，Chen Z，Sun L，et al. The 3.8 A resolution cryo－EM structure of Zika virus. Science，2016，352（6284）：467－470.

16. Song H，Qi J，Haywood J，et al. Zika virus NS1 structure reveals diversity of electrostatic surfaces among flaviviruses. Nat Struct Mol Biol，2016，23（5）：456－468.

17. Tang H，Hammack C，Ogden SC，et al. Zika virus infects human cortical neural progenitors and attenuates their growth. Cell Stem Cell，2016，18（5）：587－590.

18. Tian H，Ji X，Yang X，et al.，The crystal structure of Zika virus helicase：basis for antiviral drug design. Protein Cell，2016，7（6）：450－454.

19. Wu KY，Zuo GL，Li XF，et al. Vertical transmission of Zika virus targeting the radial glial cells affects cortex development of offspring mice. Cell Res，2016，26（6）：645－654.

20. Ye Q，Liu ZY，Han JF，et al. Genomic characterization and phylogenetic analysis of Zika virus circulating in the Americas. Infect Genet Evol，2016，43：43－49.

第四章　实验室检测

第一节　实验室检测技术简介

寨卡病毒感染的实验室检测方法主要包括核酸检测、病毒分离及血清学试验。

寨卡病毒感染的病毒血症期较短，一般在发病 5 天内采集的血样可检测到病毒核酸。血样中可以检出病毒核酸的时间与发病急性期血中的病毒载量有关。而无症状感染者的病毒血症期目前还不清楚。随着时间的推移血液中的病毒量会逐渐降低，因此发病 5 天后采取的血样其核酸检测结果如果为阴性，不能确认是否有寨卡病毒感染，此时应结合血清学方法进行综合判断。当然如果开发出更灵敏的检测方法，血液中检出病毒的时间可能会相对延长。唾液中寨卡病毒核酸的检测期限和血中的类似，大概在发病后的 6～8 天内可以检出。也有相关的报道显示，唾液中寨卡病毒核酸的检测可以提高感染诊断的灵敏性。寨卡病毒可从尿液中检出。从多篇文献的报道中可以看出，有些病例甚至在发病 10 天后还可以检出尿中的病毒核酸但，不能因此而认为可以用尿液标本替代血标本来进行病毒核酸检测，最好是两种类型的标本均采集并同时检测。另有文献报道显示，发病 62 天之后的男性病人的精液中仍可以检出寨卡病毒核酸，还有一篇文献报道发病 3 周后从精液中检出寨卡病毒。尽管可以较长的时间内可从精液中检测寨卡病毒，但毕竟精液不属于常规的检测标本。其他体液或组织标本，如羊水、脑脊液、胎盘等，均可在一定时限内检测到寨卡病毒，但这些标本也不作为常规检测标本。

病毒基因组的基因测序和分析是核实诊断以及分子流行病学分析的重要手段，而病毒分离仍然是这种传染病诊断的"金标准"，病毒株的分离获取，可以为后续的大量研究打好良好的基础，寨卡病毒可以在哺乳动物细胞和蚊类细胞中生长，也可以经脑内接种某些品系的乳鼠进行动物分离法的病毒分离。

寨卡病毒的血清学检测主要包括 ELISA 或 IFA 检测寨卡病毒抗体 IgM 和抗体 IgG，还可有中和试验检测寨卡病毒中和抗体。寨卡病毒感染的临床症状是非特异性的，与登革病毒、基孔肯雅病毒感染甚至一些常见的病毒感染所出现的临床症状都非常类似，因此需要进行实验室鉴别诊断。从发病4～5天后的病人血清中，可以通过酶联免疫吸附试验（ELISA）和免疫荧光试验（IFA）检测到寨卡病毒IgM抗体。黄病毒的特异性IgM抗体通常可以2～3个月内检测到，但有时候也可维持更长时间。病毒的特异性IgG抗体相对出现较晚，通常是发病8～10天后可检测到并可维持好较长的时间。目前用于寨卡病毒血清学特异性检测的商品化试剂盒不多，通过血清学进行寨卡病毒感染诊断时应考虑与其他黄病毒的抗体交叉反应问题，应谨慎做出判断。

病毒中和试验是黄病毒血清学诊断中特异性最好的一种方法，通常应用最多的是空斑减少中和试验（PRNT），可应用空斑减少中和试验检测血标本中的寨卡病毒抗体。一般通过相隔2～3周时间采集的急性期和恢复期"双相"血清进行抗体水平检测，如果两份血清标本中的抗体水平有抗体阳转或有4倍以上的增长，表明近期可能存在该病毒的感染。

很多国家存在其他黄病毒（如登革病毒、乙脑病毒、西尼罗病毒等）或甲病毒（如基孔肯雅病毒）的共同流行。由于临床症状类似，黄病毒属间几种病毒的IgG/IgM抗体普遍存在交叉反应，因此，在对一份血清标本进行寨卡病毒血清学诊断时，有必要同时进行多种病毒检测，以减少可能出现的误判。在针对某份标本的血清学检测结果时进行解释时，应充分考虑这份标本来源的具体情况，如血清采集于什么人，是孕妇，新生儿，还是免疫缺陷者，这个人之前有没有感染过或有没可能目前同时感染其他黄病毒，有没有接种过黄病毒疫苗（如乙脑病毒疫苗、黄热病毒疫苗），有没去过黄病毒流行区等。

什么样的标本做什么样的检测，寨卡病毒实验室检测方法的选择需要根据标本采集的实际情况进行。在进行一份标本的寨卡病毒检测前，就应尽量掌握足够详尽的标本信息。主要是临床信息和流行病学资料，包括发病日期，旅行史，既往黄病毒疫苗免疫接种情况，是否在怀孕期间等。图4-1是欧盟CDC根据目前寨卡病毒最新研究情况制订的寨卡病毒检测方法选择指南。

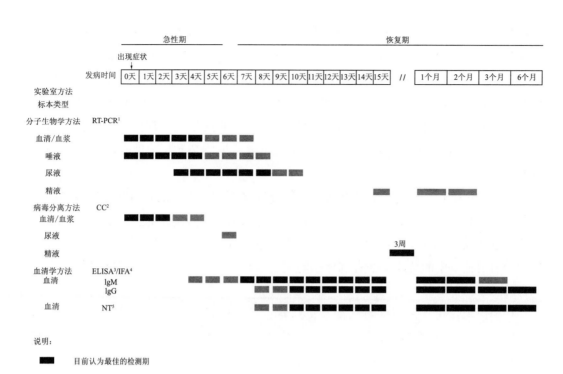

说明：

▩ 目前认为最佳的检测期

▩ 目前认为可检出但非最佳的检测期

（1）RT-PCR，逆转录聚合酶链式反应；（2）CC，细胞培养（哺乳动物细胞、蚊细胞）；（3）ELISA，酶联免疫吸附试验；
（4）IFA，免疫荧光试验；（5）NT，中和试验。
不包括其他标本，如脑脊液、羊膜液、胎盘、鼻咽拭子以及其他活组织标本，其检测情况未做详细调查。

图 4-1 欧盟 CDC 关于寨卡病毒实验室检测的临时性概述

（图片来源：http：//ecdc. europa. eu/en/healthtopics/zika _ virus _ infection/patient - case - management/

pages/laboratory - tests - diagnostic. aspx）

第二节 样本的采集、包装、运送、处理及保存

采集高质量的检测标本，使用保证标本质量的有效包装和运送方式，及时有效处理样本，按照不同样本的保存规定有效保存样本，是关系到检测结果准确性的重要环节，对于病毒分离及病毒核酸检测尤为重要。本节介绍患者多种样本的采集、包装、运送、处理及保存方法和注意事项。

一、样本的采集

（一）病人血清样本的采集

对怀疑感染寨卡病毒的患者，要尽早采集血标本，同时要采集尿液和唾液标本。

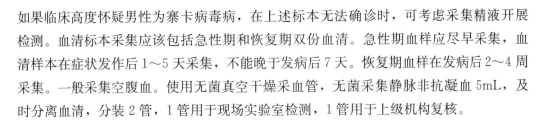

如果临床高度怀疑男性为寨卡病毒病，在上述标本无法确诊时，可考虑采集精液开展检测。血清标本采集应该包括急性期和恢复期双份血清。急性期血样应尽早采集，血清样本在症状发作后1~5天采集，不能晚于发病后7天。恢复期血样在发病后2~4周采集。一般采集空腹血。使用无菌真空干燥采血管，无菌采集静脉非抗凝血5mL，及时分离血清，分装2管，1管用于现场实验室检测，1管用于上级机构复核。

（二）病人唾液样本的采集

凉开水漱口后，患者嘴张大，舌尖抵住上颚，持续一段时间就会自动分泌唾液。用干净50mL塑料尖底离心管收集。4000r/min离心15min去沉淀，将离心后上清液分装，分装2管，每份1mL，保存于带螺旋盖、内有垫圈的冻存管内后保存。

（三）病人尿液标本的采集

吩咐患者将前段尿排入厕所，用无菌尿杯收集一定量的中段尿液，多余的尿液不再收集。采集尿液标本10mL，置于无菌50mL塑料尖底离心管中，2000r/min离心5min去沉淀，将上清液分装至无菌15mL离心管中，每份5mL。如需采集精液标本，应在采集精液标本前采集尿液标本。

（四）病人精液标本的采集

手淫法，直接将精液射入洁净干燥管内。需采集标本1~2mL，置于无菌干燥、带螺旋盖、内有垫圈的冻存管内后保存。

（五）蚊媒标本采集

在寨卡病毒爆发或者流行期间，使用电动吸蚊人工诱捕法、捕蚊磁场自动诱捕法、人帐法、灯诱法、网捕法、勺捞法等采集疫点内的伊蚊，分类鉴定后保存于病毒RNA保存液内，用于病原学检测。

二、样本的包装

每个样本都应该附有适当的资料记录表：包括症状发作日期，样本采集日期，病人旅行史（至症状发作前3个月以内）；如果是孕妇，末次月经的细节。将标本送检单放入密封塑料袋中密封，置于送检箱内。

装标本的容器应用密封性能好的螺口塑料管外加一个密封塑料袋，所有标本容器外应标上标本的唯一性标识；同一位患者的2份以上的密封的标本可以放在同一个塑料袋内并封好，不同患者的标本不应放在同一个袋里；绝缘容器的内部应该另外装一些物品以防止塑料容器在运送时发生移动。图4-2是世界卫生组织制定的《感染性物质运输规章指导》所要求的三层包装运送系统。

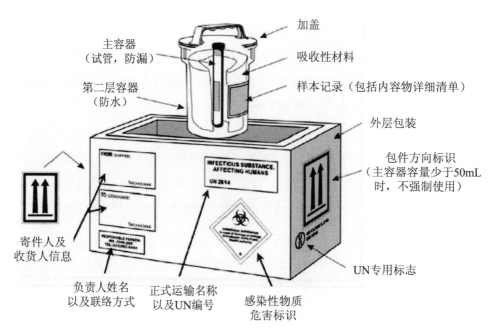

主容器
（试管，防漏）

加盖

第二层容器
（防水）

吸收性材料

样本记录（包括内容物详细清单）

外层包装

包件方向标识
（主容器容量少于50mL
时，不强制使用）

寄件人及
收货人信息

负责人姓名
以及联络方式

正式运输名称
以及UN编号

感染性物质
危害标识

UN专用标志

图4-2　A类感染性物质采用三层包装盒标签示意图

三、病毒培养物的运送

病毒培养物按照 A 类（感染性物质，可感染人的）编号 UN2814 包装冷藏运输。其他标本可按 B 类编号 UN3373 通用的感染性临床标本包装和冷藏运输。冰上运输（2~8℃），避免反复冻融（详见图 4-3）。

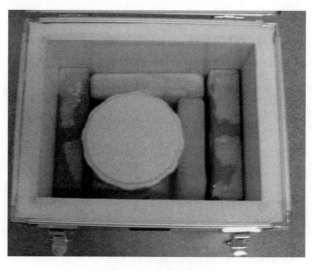

图4-3　样品运送箱

四、病人标本的处理

采集到的血液室温静置 1h 后，再置于 4℃ 放置 2h，低温高速冷冻离心机 3000r/min 离心 15min，收集血清于 1.5mL 无菌管中，做好标记。实验室接到样本后应尽快进行检测。

五、病人样本的保存

如果样本 48h 内可以被处理，2～8℃ 冷藏保存；血清应分离出来单独储存。全血标本不能冷冻保存，以免造成溶血，影响实验室结果。不能及时检测的标本应尽快放于 -70℃ 以下超低温冰箱保存。

六、注意事项

由专人在生物安全二级实验室的生物安全柜内打开标本的包装。记录收到日期、送检实验室名称、核对并记录送检标本编号是否与送检单相同，办理相关接受手续。

第三节　常规实验室检查

约 80% 感染寨卡病毒者无症状，仅约 20% 的感染者出现症状。症状通常轻微，表现为急性发热、斑丘疹、关节痛、或化脓性结膜炎，典型症状通常持续数天至 1 周，重症患者需要住院治疗的非常少见。也有报道寨卡病毒感染后，侵袭中枢神经系统出现脑膜脑炎、脊髓炎，侵袭外周神经系统出现吉兰-巴雷综合征以及血小板减少和皮下出血、耳后淋巴结肿大、虹膜睫状体炎等。实验室检查指标如血常规检测、生化检测等指标一般正常，少数患者有白细胞和血小板的减少和氨基转移酶的升高。

第四节　血清学检测

一、概述

人感染寨卡病毒后机体的免疫应答情况还不太明朗，文献报道不多。一般对于黄病毒来说，IgM 抗体在感染出现症状后的几天就可产生并被检测到，并且三个月后仍可检出。IgG 抗体是在 IgM 抗体产生几天后可被检测出，维持的时间比 IgM 更长，可达几个月到几年，有些甚至可维持终生。IgM 抗体的检出有时候可被认为是近期感染黄病毒的标志。寨卡病毒的免疫反应是不是与其他黄病毒类似呢？2007年在太平洋雅浦岛暴发时曾有学者报道：应用单克隆抗体捕捉ELISA检测抗体IgM和基于全病毒灭活抗原和单克隆抗体的捕捉ELISA法检测抗体IgG，实验显示在既往未感染过其他黄病毒的情况下，最快在发病3天后即可检测到IgM抗体，而IgG抗体的出现似乎在发病的10天后才可检测到，而针对寨卡病毒的中和抗体则是可早在发热5天后即可检测得到。2015年美洲暴发流行的寨卡疫情，由于出现大量的新生儿小头畸形被怀疑与寨卡病毒感染有关，妇女在怀孕期间是否感染过寨卡病毒也应得到了很大的关注，而寨卡病毒抗体的检测可以判断孕妇是否感染过寨卡病毒，但是，检测方法的特异性在此又成了一个问题。

由于不同黄病毒的感染和疫苗免疫接种，机体产生的抗体往往会出现广泛的交叉反应，使得黄病毒之间的血清学非常复杂。即使是不同血清型之间的黄病毒，其抗体反应也会这样复杂。此外，如果之前已感染过其他黄病毒或接种过黄病毒疫苗，再感染一种黄病毒时可能会由于抗体的交叉反应引起机体快速的免疫应答，从而更快产生抗体。因此，感染不同黄病毒后抗体产生情况应该充分考虑既往黄病毒感染史或疫苗免疫史。当前出现寨卡病毒疫情的国家和地区往往也是其他黄病毒流行的区域，如登革病毒、黄热病毒、西尼罗病毒等。在我国，尽管未证明有寨卡病毒疫情发生，但已出现多例输入性病例，如果在进行抗体检测时，一定要注意我国是乙脑病毒的地方性流行区，大多数人都进行过乙脑疫苗的接种免疫，而很多外出务工、商务人员在出国之也要求进行黄热病毒疫苗接种免疫，这些免疫史所产生的抗体也会影响到同属黄病毒科的寨卡病毒。因此在分析寨卡病毒抗体水平时也要考虑这些黄病毒间的抗体交叉现象，也就是说，如果之前进行过黄病毒类疫苗免疫的人，感染寨卡病毒后机体可能很快产生较高水平的抗体。这些都是根据以往黄病毒类的抗体产生规律推断得出，具体寨卡病毒感染后抗体的产生是不是这样，目前还没有相关的文献报道。尽管黄病毒间会出现严重的抗体交叉反应，但如果用中和抗体的方法来检测感染寨卡病毒后的中和抗体水平，则会有相对特异的结果。寨卡病毒抗体的检测试验，过去，特别是20世纪50~80年代，文献报道的多是应用补体结合试验（complement fixation test，CF）、血凝抑制试验（hemagglutination inhibition test，HI）和中和试验（neutralization-test，NT）的方法，补体结合试验和血凝抑制试验往往出现非常严重的黄病毒间抗体交叉反应。后来，随着酶化学和荧光化学技术的发展，酶联免疫吸附试验（enzyme-linked immunosorbent assay，ELISA）和免疫荧光试验（immunofluorescence assay，IFA）也被广泛应用于抗原抗体检测方面，用ELISA或IFA方法检测寨卡病毒抗体的技术也被很多实验室开发出来。ELISA和IFA检测寨卡病毒抗体的实验室技术相对于以往的CF、HI和NT方法，更加易于操作和观察结果，方便大批量标本的监测，但同样，应用全病毒抗原建立的ELISA或IFA抗体检测方法，不可避免地存在与其他黄病毒之间或多或少的抗体交叉反应。

2007年密克罗尼西亚寨卡病毒暴发期间，有实验室曾应用乳鼠鼠脑分离的寨卡病毒全病毒灭活抗原建立的IgM捕获ELISA法和IgG捕获ELISA法分别检测寨卡病毒IgM和IgG抗体。也有实验室用细胞培养出的寨卡病毒全病毒抗原建立IgM捕获ELISA法，用于格林-巴利综合征病人的血清抗体检测。这种抗体捕获ELISA法应用在黄病毒感染背景比较干净的地区，得到的结果是特异性于寨卡病毒产生的抗体，但如果患者来源于可能的黄病毒流行区，则抗体的反应有些复杂。在澳大利亚，曾有一例从库克回来的病例被RT－PCR诊断出感染寨卡病毒，后经重组NS1蛋白建立的ELISA法检测急性期2天和恢复期10天的抗体IgM和IgG。好几篇文献报道了IFA方法的应用，采集欧洲输入性的可疑寨卡病例的急性期和恢复期血清，通过全病毒IFA法检测寨卡病毒IgM和IgG，对比标本的抗体阳转或有4倍以上的增长，对是否感染寨卡病毒作出判断，由于欧洲绝大多数地区不存在黄病毒流行，人群也未进行黄病毒疫苗免疫，普通人都未曾感染过黄病毒，因此采取这种抗体检测方法相对容对于一例可疑病例作出诊断。如果用ELISA或IFA方法检测发现有可疑抗体交叉的干扰，可采取多种黄病毒进行中和试验的方法进行特异性抗体检测，已有不少这样的文献报道。一个初次感染寨卡病毒的患者，在进行比对中和试验时显示，其血清中和抗体只对寨卡病毒有作用，而对1－4型登革病毒等其他黄病毒均无作用。如果这个患者既往已感染过其他黄病毒（或曾接种过黄病毒疫苗），患者血清进行中和抗体比对试验时，其结果的判断和解释是相当复杂的，因为就算针对寨卡病毒的中和抗体的水平比针对其他黄病毒的抗体水平高，也只有少数病例的双相血清标本可观察到寨卡病毒中和抗体有4倍以上增长而其他黄病毒无增长。因此，尽管中和试验比其他血清学方法有相对更好的特异性，但只是对初次感染黄病毒的病例效果较好，对感染过黄病毒的人来说，由于黄病毒内抗体交叉反应现象的存在，想用特异性相对较好的中和试验来区分，仍然是未尽人意。开发出一种特异性寨卡病毒抗体检测试剂在此显得多么的重要。

国内目前未见有寨卡病毒血清学诊断试剂的商业化产品，但国外已有多家生物公司生产出寨卡病毒抗体检测试剂盒，这其中包括ELISA法检测寨卡病毒抗体IgM和IgG，IFA法检测寨卡病毒抗体IgM和IgG，以及免疫胶体金快速方法检测寨卡病毒抗体IgM和IgG。美国MyBiosource公司根据双抗原夹心法的原理生产出了寨卡病毒抗体IgM和IgG检测ELISA试剂盒，但采用的是什么样的抗原，是全病毒抗原还是基因工程重组抗原？并无公开文献报道，这个试剂生产商生产的这种试剂，其特异性如何？也未见相关的报道。加拿大的Biocan Diagnostics公司的产品则是基于寨卡病毒非结构蛋白NS1和包膜蛋白E的重组基因工程抗原组装出的免疫胶体金快速检测试剂，可用于检测寨卡病毒IgM和IgG抗体。生产商宣称其检测抗体的特异性达到99%，但并没有给出另人信服的具体验证程序。德国的EUROIMMUN公司有两大类寨卡病毒抗体检测试剂，基于 IFA 方法的寨卡病毒 IgM 和 IgG 抗体检测试剂，以及基于基因工程 NS1 蛋白的 ELISA 法检测寨卡病毒 IgM 和 IgG 抗体试剂。IFA 试剂是将寨卡病毒抗原固定于多孔玻片上，玻片上不同的孔还固定有 1－4 型登革病毒和基孔肯雅病毒，可以同时检测一份标本针对这些病毒的抗体情况，由于抗体交叉反应现象，这种 IFA 法也未能特异地检测出寨卡病毒抗体 IgM 或 IgG，因此需要将标本进行一系列的稀释，根据最高抗体滴度对应的病毒抗原进行初步判断，也就是最高稀释度判断法，但这种方法仍然不是太理想。EUROIMMUN 公司的寨卡病毒抗体 ELISA 检测试剂盒，应用的抗原是基因工程重组 NS1 蛋白抗原，由于这种基因工程重组抗原与全病毒抗原在抗原决定簇上有很大的不同，一些在全病毒抗原上出现的黄病毒间的抗体交叉反应，在这种经过优选的基因工程重组 NS1 抗原上很少出现，因此以此建立的 ELISA 方法可以极大程度地减少各种黄病毒间的抗体交叉反应，也就是说 EUROIMMUN 公司的寨卡病毒抗体 ELISA 检测试剂盒，不管是检测寨卡病毒抗体 IgM 或 IgG，均有较好的特异性。EUROIMMUN 公司似乎是唯一能提供特异性寨卡病毒抗体检测试剂盒的生物试剂公司，其产品质量的可靠性已有多篇文献的报道支持。

二、酶联免疫吸附试验（ELISA）

酶联免疫吸附试验已成功地应用于检测寨卡病毒抗体 IgM 和 IgG，如上所述，目前也有商品化试剂盒供应。通常，进行 ELISA 检测只需要稀释血清、洗板、读板几个简单步骤。ELISA 试验存在 2 个重要的问题：首先，某些有自身免疫疾病的病人体内的类风湿因子可以干扰寨卡病毒抗体 IgM 的特异性；其次，用寨卡病毒全病毒抗原进行寨卡病毒抗体检测，与其他黄病毒也不可避免地存在交叉，特别是出现在再次感染的情况下。

应用 ELISA 方法检测寨卡病毒抗体 IgM，同时检测其他黄病毒（如登革病毒、黄热病毒、乙脑病毒、西尼罗病毒等）的抗体 IgM，可以对近期是否感染寨卡病毒作出诊断，因为尽管黄病毒之间的抗体有交叉，但一种黄病毒产生的抗体与另一种黄病毒产生的抗体还是有区别的，这对一些感染了黄病毒后症状不典型的病人特别有用。用于寨卡病毒抗体 IgM 检测的血清标本一般来说必须是发病 5 天后采集的，而且，由于黄病毒间抗体的广泛交叉反应，一份可疑标本必须结合临床表现、流行病学资料、其他方法检测结果等才能作出准确诊断，另外，由于 IgM 抗体可在体内维持几个月时间，阳性的 IgM 检测结果并不能说明是寨卡病毒近期感染，也可能是几个月前感染时残留下来的。

应用基因工程技术，采用纯化的特异性重组 NS1 蛋白作为抗原检测寨卡病毒抗体的 ELISA 试验已成功建立，并已应用于寨卡病毒 IgM 和 IgG 抗体的检测，这种特异性抗原通过检测病人血清抗体来确定所感染的寨卡病毒，与其他黄病毒之间很少存在交又，是一种理想的血清学诊断试剂。以下实验为以德国 EUROIMMUN 公司酶联免疫吸附试验（ELISA）检测寨卡病毒 IgM 抗体为例，介绍该试剂盒的方法原理及详细操作步骤。检测寨卡病毒 IgG 抗体的方法也类似。

1. 方法原理

酶标孔中预先包被有基因工程重组寨卡病毒非结构蛋白（NS1）的某一区域，作为与待检血清中寨卡病毒抗体结合的抗原。首先，稀释好的待检血清标本加入到各酶标孔中孵育一定时间，如果血清中含有寨卡病毒抗体 IgM（IgA 或 IgG 等），会与包被在板上的抗原结合，为检测结合的抗体，接着在洗板后加入过氧化物酶标记的抗人 IgM，孵育一定时间后，洗板，加入相应的酶底物，阳性孔则出现可肉眼判断的颜色反应。加入终止液后可用酶标仪在一定的波长下读取相应的光密度值（Optical density value，OD 值），并与试剂盒给出的参考值比较判断标本的阴阳性结果。其原理见图 4 - 4。

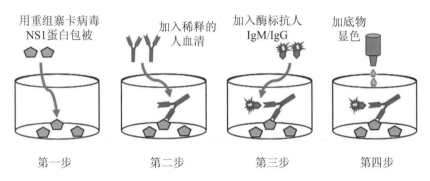

图 4 - 4　德国 EUROIMMUN 公司酶联免疫吸附试验（ELISA）检测寨卡病毒抗体 IgM/IgG 原理图

2. 试剂成分及实验必需品

（1）酶标板：已包被好寨卡病毒基因工程重组 NS1 蛋白。

（2）校准血清：人血清，含 IgM 抗体。

（3）阳性对照血清：人血清，含 IgM 抗体。

（4）阴性对照血清：人血清，含 IgM 抗体。

（5）酶标记物：过氧化物酶标记的羊抗人 IgM。

（6）标本稀释液：稀释液中含吸附 IgG 和类风湿因子的成分。

（7）洗液：10 倍浓缩。

（8）酶底物：TMB/H_2O_2。

（9）终止液：$0.5M\ H_2SO_4$。

（10）临床标本：急性期病人血清标本。

（11）设备：洗板机，酶标仪，恒温箱，单通道和多通道移液器，试剂储液槽，保鲜袋，吸水纸等。

3. 检测步骤

（1）试剂的准备

1）注意：所有试剂成分在用前均需从冰箱中取出并于室温（18～25℃）放置30min。

2）酶标条：即用。平衡到室温后，撕开包装按需要的量取出酶标条，随即尽快将未用的酶标条和干燥剂一起重新密封好。一旦启用，包被了抗原的酶标条应在2～8℃条件下干燥保存，可用4个月。

3）校准血清和对照：即用。用前充分混匀。

4）酶标记物：即用。用前充分混匀。

5）标本稀释液：即用。标本稀释液中含IgG/RF吸附剂，此标本稀释液只适用于IgM抗体检测时稀释血清。

6）洗液：10倍浓缩，用前需稀释。如发现有结晶，需37℃溶解并混匀后方可吸出来配制应用液，需用去离子水或蒸馏水进行1∶10稀释，按以下比例进行洗液的配制：1条酶标条（8孔）需50mL洗液，可吸5mL浓缩洗液至45mL水中。配好的洗液在2～8℃条件下可保存4周。

7）底物：即用。用后需立即盖紧，避光保存，如发现有沉淀或颜色变蓝，请勿再用。

8）终止液：即用。

（2）标本的准备

1）标本类型：人血清。

2）稳定性：无菌分装的人血清标本可在2～8℃条件下放置2周，稀释好的标本只允许在当天用。

3）注意：血清标本在进行抗体IgM检测前，必须预先将血清中含有的IgG抗体清除。如果IgG抗体未清除，原先IgM阴性而IgG阳性的血清标本，由于可能存在的某些IgM类的类风湿因子，可与特异性IgG结合，而特异性IgG抗体又可与包被的抗原结合，从而导致假阳性IgM抗体检测结果；另一方面，原先IgM和IgG都是阳性的血清标本，由于特异性IgG抗体也可以过多地占据IgM抗体与抗原的结合位点，可能导致假阴性IgM抗体检测结果。

4）IgG抗体清除原理：标本稀释液中含有可以与人抗体IgG结合的山羊抗体，血清中的IgG抗体可以特异性地被这些山羊抗体结合并沉淀下来，如果血清标本中同时也存在类风湿因子，也可以被人IgG和山羊抗人抗体的复合物所吸附。

5）血清处理方法：待检血清标本按1∶101比例加入标本稀释液中。如可在1mL标本稀释液中加入10μL血清，用Vortex仪旋涡混匀，不宜用移液器进行混匀，随后室温（18～25℃）放置作用至少10min，接着可用移液器移到相应的酶标孔中。

（3）孵育

1）标本孵育：用移液器吸取 $100\mu L$ 校准血清、阳性对照、阴性对照和稀释好的血清标本至相应的酶标孔中。如果是手工操作，加好样的酶标板需用封板膜密封以防液体蒸发，随后放入 37℃ 温箱中孵育 1h。

2）第一轮洗板：撕开封板膜，甩掉孔中液体，每孔加入 $300\mu L$ 配好的洗液（如果用洗板机洗，加的洗液量为 $450\mu L$），30～60s 后，重复上术操作，总共洗 3 遍，最后一次将板倒扣在吸水纸上拍干。加入的洗液量、每次洗的时间和最后酶标孔中是否残留液体，都会影响试验的结果，因此每一步骤均应严格按说明书进行操作。

3）酶结合物孵育：用移液器吸取 $100\mu L$ 酶结合物（过氧化物酶标记的抗人 IgM）至相应的酶标孔中，手工操作则用封板膜封上，随后室温（18～25℃）孵育 30min。

4）第二轮洗板：同第一轮洗板。

5）底物孵育：用移液器吸取 $100\mu L$ 底物至相应的酶标孔中，随后室温（18～25℃）避光孵育 15min。

6）终止显色：按加底物液的顺序和速度，用移液器吸取 $100\mu L$ 终止液至相应的酶标孔中，并在 30min 内测量光密度值（OD 值）。

7）酶标仪测量：测量前，轻摇酶标板以使孔中液体的显色均匀。酶标仪设在 450nm 波长处读取各孔的 OD 值，参考波长设为 620～650nm。

4. 结果判断

（1）根据试剂盒的说明确定临界参考值范围，以临界参考值范围以上的标本判断为阳性，以下的标本判断为阴性。

（2）结果可以通过计算比值的形式进行半定量判断，比值的计算公式如下：

比值＝标本或对照的 OD 值/校准血清的 OD 值

（3）试剂盒推荐的阴阳性结果判断方法：

比值<0.8：阴性

比值≥0.8 至<1.1：灰区

比值≥1.1：阳性

（4）每份标本应重复测两孔，以两孔的平均 OD 值计算结果，如果两孔的 OD 但差别太大，建议重做。

三、间接免疫荧光试验（IFA）

用 IFA 检测寨卡病毒抗体 IgG 的试验为间接法，用已知的寨卡病毒抗原检测血清中未知的抗体，最早能在发病后 3 天检出 IgG 抗体，但各种黄病毒之间同样存在交叉反应。IFA 检测寨卡病毒 IgG 方法简单、敏感、快速、经济。应用 IFA 检测寨卡病毒 IgG 抗体，一般认为发病一周采血，如抗体效价达 1：80 以上，对诊断为寨卡病毒感染有参考意义。

由于 IFA 是抗原和抗体在玻片上的反应，故要求有合适的温度、必要的时间、恰当的 pH 和足够的抗体量，并且在反应过程中保持一定的湿度，以避免抗体溶液挥发干燥，使抗体非特异附着在玻片上，造成非特异荧光。还应特别注意玻片的冲洗时间和强度，如冲洗不充分也会出现非特异荧光。间接免疫荧光技术有几个特点：不必用荧光素标记每种抗原的抗血清，仅少量特异性抗体就足够进行定性和定量试验，当无合适的病毒抗原来制备抗血清时，可使用病人和感染动物的恢复期血清等。

以下为间接免疫荧光法（IFA）检测寨卡病毒 IgG 和 IgM 抗体方法原理及具体操作步骤。

1. 方法原理

用感染了寨卡病毒的 BHK－21，Vero 或 C6/36 滴在预先分隔成多孔的载玻片上（通常用 Vero 细胞），用丙酮固定，制备成寨卡病毒抗原片。在进行抗体检测时，先是将待检血清标本进行一系列稀释，分别滴在相应的抗原片孔中，孵育一定时间。如果血清中含寨卡病毒抗体，可与抗原片上固定的寨卡病毒抗原结合，洗片后，加入异硫氰酸荧光素标记的抗人抗体 IgM 或 IgG，再孵育作用一定时间，洗片，有寨卡病毒抗体结合的荧光抗体则不会被洗去，此时在荧光显微镜下观察，可在细胞浆中观察到黄绿色的荧光颗粒。其原理见图 4－5。

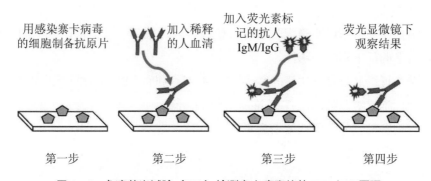

用感染寨卡病毒的细胞制备抗原片	加入稀释的人血清	加入荧光素标记的抗人 IgM/IgG	荧光显微镜下观察结果
第一步	第二步	第三步	第四步

图 4－5　免疫荧光试验（IFA）检测寨卡病毒抗体 IgM/IgG 原理

2. 材料和试剂

（1）设备：$10\mu L$，$100\mu L$，$200\mu L$，$1000\mu L$ 移液器各一支；荧光显微镜；寨卡病毒抗原片（可用 BHK－21，Vero 或 C6/36 感染细胞制备，低温、干燥、密封保存）；盖玻片。

（2）试剂：寨卡病毒抗体阳性对照血清、阴性对照血清；荧光素标记羊抗人或兔抗人 IgG 和 IgM 荧光抗体；待检患者血清标本；样品稀释液；磷酸盐缓冲液（PBS，pH 7.2）；吐温－20。

3. 检测步骤

（1）取出抗原片，平衡至室温。

（2）如果检测 IgM 抗体，血清在稀释前经超速离心、层析或免疫吸附，以去除血清中的 IgG 抗体和类风湿因子，血清处理后 1∶10 稀释。

（3）如果检测 IgG 抗体，先用标本稀释液稀释待检血清，从 1∶10 开始，倍比稀释至所需要的浓度。

（4）用移液器取适量稀释标本加到每个反应区域（标本量多少以覆盖所有反应区为准），避免溢出和产生气泡。

（5）将加有标本的抗原片放置在湿盒内，37℃温箱孵育 30min。

（6）用含 2‰吐温的 PBS 冲洗抗原片，然后再漂洗 5min。

（7）取出抗原片，用吸水纸从抗原片背面和侧面擦去洗液（不得擦拭反应区域），加入适量的荧光素标记羊抗人或兔抗人 IgM 或 IgG 荧光抗体，分别用于检测 IgM 或 IgG 抗体；（荧光抗体在使用前用 PBS 稀释）。

（8）将抗原片放置在避光的湿盒内，37℃温箱孵育 30min。

（9）用含 2‰吐温的 PBS 冲洗抗原片，再将抗原片放入含有 1∶8000 伊文思蓝的吐温 PBS 中漂洗 5min。

（10）取出抗原片，用吸水纸从抗原片背面和侧面擦去洗液（不得擦拭反应区域），用甘油缓冲液封片，盖上盖玻片，避免产生气泡。

（11）荧光显微镜下观察结果。

4. 结果判断

（1）特异性荧光颗粒在镜下呈现黄绿色，主要分布在感染细胞的胞浆中。在抗寨卡病毒抗体和荧光标记的抗人抗体的作用下，感染的细胞在胞浆中呈现出均匀的颗粒状荧光。

（2）根据荧光光亮度和阳性细胞在细胞总数中所占的比例可将荧光反应大致区分为"＋～＋＋＋＋"，无特异荧光者为阴性。检测抗体滴度时，抗体滴度为特异荧光达"＋＋"时最高血清稀释度的倒数。

（3）如果阳性对照显示非特异性荧光或阴性对照显示清晰的特异性荧光，试验则不成立，需重复检测。

四、空斑减少中和试验（PRNT）

如果血清中存在中和抗体，抗体与病毒的中和反应会阻断病毒的感染性，导致病毒无法吸附细胞，失去致病作用。中和反应发生后，未被中和的具有感染性的病毒仍具有感染细胞的能力，因病毒的致病作用，单层细胞脱离，于是形成一个局限性的变性细胞区，称之为空斑，通常在单层细胞上覆盖含有活体染料的营养琼脂指示空斑的多少。"空斑"是感染了病毒的细胞，因感染病毒死亡而无法被染料染上颜色，形成没有颜色的空斑，而没有感染病毒的细胞经活体染料中性红着色显示为红色，通过颜色的对比可很容易地判定空斑量。如果需要测定待检血清的中和抗体，则只需用已知空斑滴定度的参考毒株与待检血清反应，空斑数减少表示血清有中和活性，中和反应后能引起90%空斑减少的血清稀释度的倒数即为空斑减少中和抗体的效价。

病毒中和试验是黄病毒血清学诊断中特异性最好的一种方法，通常可应用空斑减少中和试验检测血标本中的寨卡病毒抗体。一般通过相隔2～3周时间采集的急性期和恢复期"双相"血清进行抗体水平检测，如果两份血清标本中的抗体水平有抗体阳转或有4倍以上的增长，表明近期可能存在该病毒的感染。

以下为空斑减少中和试验检测寨卡病毒中和抗体的具体步骤：

1. 材料和方法

（1）设备：4℃冰箱、37℃水浴锅、二氧化碳培养箱、无菌平底6孔组织培养板。

（2）易感细胞：健康单层非洲绿猴肾细胞（VERO细胞）。

（3）细胞生长液：100mL生长液中包含Eagle's MEM溶液88mL，10000U/mL青链霉素溶液1mL，1%谷氨酰胺1mL，胎牛血清10mL，用7.5%碳酸氢钠溶液调至pH 7.2，用前混匀。

（4）细胞维持液：100mL维持液中包含Eagle's MEM溶液96mL，10000U/mL青链霉素溶液1mL，1%谷氨酰胺1mL，胎牛血清2mL，用7.5%碳酸氢钠溶液调至pH 7.2，用前混匀。

（5）细胞消化液。

（6）其他试剂：已知空斑滴定度的参考毒株、阳性对照血清、阴性对照血清、待测血清标本、牛血清白蛋白（BSA）、pH7.4的Tris缓冲液、琼脂糖、中性红。

2. 检测方法

（1）待检血清在56℃水浴灭活30min，除去血清中的补体和外来病毒的干扰。

（2）用含1% BSA的维持液稀释病毒至每0.1mL含有200个空斑单位（PFU/0.1mL）。

（3）用含1% BSA的维持液将待检血清先做1∶5稀释，然后做连续2倍稀释直到把待检血清稀释到1∶160或是所需要的倍数，并保证每个稀释度的工作容量为0.1mL。

（4）取稀释好的200 PFU/0.1mL的病毒液0.1mL，分别加入0.1mL不同稀释度的血清中，混匀后在4℃中孵育过夜，或者在37℃中孵育1h。

（5）取稀释好的200 PFU/0.1mL的病毒液0.5mL，加入等量的含1% BSA的维持液混匀，然后对病毒液做连续10倍稀释，包括：10^{-1}和10^{-2}，这些混合稀释液最终各自的病毒含量要达到100PFU/0.1mL、10PFU/0.1mL和1PFU/0.1mL，最后对病毒液做回滴，病毒和血清混合液一起在同样条件下孵育。

（6）孵育结束后，先将 6 孔板中的单层细胞培养液吸出，然后加入病毒-血清混合液，每孔 0.1mL。用另外一块细胞培养板加入用于病毒回滴的病毒稀释液，各稀释度加两孔，37℃培养 1h。

（7）准备含中性红的 1% 的琼脂或琼脂糖培养基，加热使其完全溶解后放置 43℃水浴使其保持液体状态备用，含有中性红染料的营养琼脂配方为：维持液中含 1% 琼脂和 0.4% 中性红。

（8）将上述 1% 琼脂培养基逐一加入病毒血清反应孔中，每孔加入 3mL，轻柔摇晃混匀，确保琼脂将病毒-血清混合液完全覆盖。

（9）大约 20min 后，琼脂完全凝固，将平板倒置放入 CO_2 培养箱中，37℃培养。每天在观察 X 光照片的白炽灯箱上计数空斑量，并在倒置的平板上用记号笔圈出空斑。

3. 结果判断

（1）病毒回滴试验是为了确定加入的病毒量是否合适，计算病毒回滴试验中的空斑数，计算平行孔中的噬斑数平均值，只有空斑量在 30～100 的时候，试验成立，才计算试验孔中的空斑量。

（2）阳性血清对照成立，测定抗体滴度在已知抗体滴度的上下一个稀释度范围内；同时检测细胞对照孔，对照孔细胞形态正常则所做试验结果可靠。只有试验孔出现90% 的空斑量减少现象才可判定出现了免疫中和反应。比如，逆滴定表明已知攻击病毒滴度为 100 个空斑，那么少于或是等于 10 个空斑量的血清稀释度就是终点。

（3）能中和攻击病毒的最高血清稀释度的倒数就是空斑减少中和抗体滴度。

第五节　分子生物学检测

一、概述

了解寨卡病毒在体内的感染情况是确定选择什么诊断策略的基础。法属波利尼西亚的数据显示寨卡病毒感染的病毒血症期很短，而且血中的病毒量很低。通常在出现临床症状 3～5 天后可以从血清中检出寨卡病毒，刚出现症状时血清中的病毒含量最高。也可以从唾液中检出寨卡病毒，但病毒在唾液中和血清中的检出情况不能完全一致，Musso D 等曾连续监测了 6 个月，从 855 例寨卡病毒感染病例采集到的 1067 份唾液或血液标本中，用普通 RT－PCR 的方法检测，结果显示唾液标本比血液标本检出寨卡病毒阳性的机率更大，该研究比较了 182 例同时采集到唾液和血液标本的病例的检测情况，结果有 35 例（19.2%）唾液阳性/血液阴性，而血液阳性/唾液阴性的病例仅

16 例（8.8%），研究结果还显示，同时检测血液和唾液中的病毒有助于提高检出率。最好是采集尿液和血液来进行寨卡病毒检测，发病 5～7 天后尿液中的病毒量比血中的病毒量更高且持续的时间更长，应用普通的 RT - PCR 技术甚至可以检出发病 20 天后尿液中的寨卡病毒，甚至，据报道曾有 1 例寨卡病毒感染病例在其发病 28 天后仍可检出寨卡病毒核酸，此外还有从尿液标本中成功分离出寨卡病毒毒株文献报道。血清检测结果阴性，而尿液检测结果阳性的情况很常见。因此，对于婴儿或新生儿等一些不易采集到血标本的可疑感染者来说，采集尿液和唾液标本进行寨卡病毒的检测不失为一种更好的替代方案。

分子生物学手段诊断寨卡病毒感染可采集不同的体液标本，如血清、血浆、唾液、尿液等。最好同时检测尿液、唾液和血液标本，但以 PCR 为基础的分子生物学手段进行寨卡病毒感染的诊断时需要慎重，因为一种 PCR 或荧光 PCR 方法的准确性与建立该方法所选用的引物和探针是否特异、是否对所有毒株均保守有关，对一种新出现的病毒来说，新方法在进行检测时不会出现误判或漏检？这种风险一定要充分考虑。

已有多篇文献报道了应用 RT - PCR 和荧光 RT - PCR 方法检测寨卡病毒，但这些方法多是作者在本实验室内部应用的方法，不是针对所有的寨卡病毒株设计的引物，很多只是针对某些毒株的基因序列设计的引物和探针，也没有进行临床标本的验证，这样的方法如果要引用，就有可能得出错误的诊断结果，比如，根据某篇文献给出的引物和探针序列，合成回来后建立起一套新的分子生物学诊断方法，但由于文献中的引物序列和探针与当前流行的寨卡毒株的序列相比，某个关键位点发生了变异，很有可能应用新建立的方法无法检出新的流行株，从而出现漏检。因此，引物的设计，尽可能考虑到所有的流行株。目前为止，已经发现的寨卡病毒株可分为两大类，分别是非洲系流行株和亚洲系流行株，当前在美洲地区流行的毒株属于亚洲系。尽管只有两大类流行株，但同一类流行株之间的不同毒株在基因序列上还是存在一定的变异，因此在建立方法时应选取相对保守的基因进行引物和探针的设计。从已公共发表的文献中，较多的作者选用寨卡病毒的非结构蛋白 NS1、NS3、NS5 和包膜蛋白 E 或膜前蛋白 PreM 区段进行引物探针的设计。这些基因片段也是黄病毒类相对保守的基因片段，选择这些基因片段设计引物探针时，容易找到比较保守的引物和探针，但从另一个方面来说，对寨卡病毒保守也有可能对其他黄病毒保守，因此选择保守片段设计引物探针时，还要考虑到与其他物种基因特别是其他黄病毒是否有交叉，也就是引物和探针的特异性问题，如果引物和探针的特异性不好，以此建立的方法可能遇到其他黄病毒等时会出现假阳性的检测结果。一般来说，引物探针设计好后还需进一步进行 BLAST 比较，判断引物探针理论上的特异性，选择更多的黄病毒毒株进行特异性验证，如登革病毒（1 - 4 型）、黄热病毒、西尼罗病毒、日本脑炎病毒等黄病毒属病毒进行试验。有时为了得到更准确的诊断结果，设计多套引物探针建立的联合检测方法不失为一种较好的选择。Lanciotti 等根据 2007 年密克罗尼西亚流行株的序列设计了两套引物探针，建立了两套荧光 RT－PCR 检测方法，对 157 份标本同时进行检测，结果有 10 份标本只有一套引物探针检测阳性，另有 17 份标本两套引物探针检测均为阳性。但同样应用这两套引物探针，而选择不同的通用检测试剂，法国和荷兰的参比实验室观察到不太一致的结果，用第一套引物探针时，扩增的敏感性比第二套稍差，且扩增非洲系毒株时的扩增效率不理想，而第二套引物探针则无论是非洲系或是亚洲系毒株，其敏感性和扩增效率都很好。在此次美洲寨卡疫情中，上述方法被较好地应用于孕妇采集的羊水中寨卡病毒的检测。Faye 等人则分析了 13 株非洲系和 1 株亚洲系（马来西亚）寨卡病毒株 NS5 蛋白基因的核酸序列同源性，发现一段 102 nt 的核苷酸片段非常保守且区别于黄病毒属其他病毒，据此设计了上游引物 AARTACACATACCARAACAAAGT-GGT 和下游引物 TCCRCTCCCYCTYTGGTCTTG，以及根据 LNA 探针技术设计了一条 TaqMan 探针 FAM－ctyagaccaGCTGaar－BBQ（Black Berry Quencher，BBQ，一种荧光淬灭基团），探针序列中大写黑体字母表示 LNA 修饰核苷酸。该方法可以灵敏地检测出 36 年以来不同时间内分离自非洲和亚洲不同地区的 37 株寨卡病毒株，且特异性极高，与其他 31 株黄病毒株无交叉。然而，一般来说，由于 LNA 或 MGB 水解探针通常都是序列较短才设计成此类探针，这种技术不是作为病毒筛查工作的最佳选择，因为只要探针序列中有一个位点的核苷酸发生变异，都有可能导致检测失效。最近，美国 CDC 推荐在进行分子生物学诊断寨卡病毒时，建议用三重荧光 RT－CPR 方法，同时检测登革病毒、基孔肯雅病毒和寨卡病毒，其中用于寨卡病毒诊断的引物和探针序列分别是上游引物 Forward：CAGCTGGCATCATGAAGAAYC，下游引物 Reverse 1：CACTTGTCCCATCTTCTTCTCC 和 Reverse 2：CACCTGTCCCATCTTTTTCTCC，探针 Probe：CYGTTGTGGATGGAATAGTGG，这套引物探针可同时检测非洲谱系和亚洲谱系的寨卡病毒，包括当前在南美流行的亚洲谱系毒株，且通过与输入中国的毒株序列比较，同时也可以检测目前国内所发现的所有寨卡病毒株，引物和探针序列情况参见图 4－6。目前寨卡病毒也只是测定了部分基因序列，其基因保守性仍不太明朗，建立敏感特异的寨卡病毒快速检测方法还有待进一步的深入研究。

　　黄病毒科通用引物扩增未知病毒，扩增产物并进一步测序和分析，可以精确的判断了具体由哪种黄病毒感染引起。这种 RT－PCR 扩增并结合序列测定，尽管时间稍长一点，但是一种极其准确可靠的核实鉴定方法，是荧光 RT－PCR 为快速检测方法的一个最好的补充。是作为应对一种新发传染病核实鉴定的重要分子生物学手段之一。

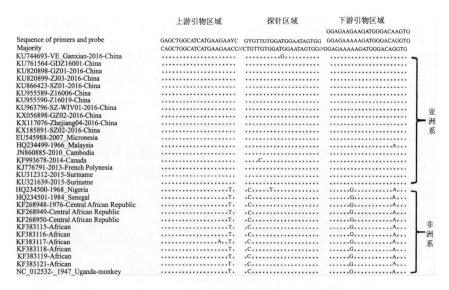

图 4-6　美国 CDC 推荐的寨卡病毒荧光 PCR 引物与探针

随着科技的进步，技术的发展，每当一种新发传染病出现在公众面前时，商业化的诊断试剂也会及时地推向市场，2012 年的中东呼吸综合征是这样，2014 年的埃博拉出血热也是这样，2015 年的寨卡病毒病更是这样。2015 年自寨卡病毒病被世界卫生组织宣布为全球关注的公共卫生事件后，用于检测寨卡病毒的分子生物学诊断试剂如雨后春笋般地冒出来，国产的、进口的、合资的，特别是基于荧光 RT-PCR 技术的寨卡病毒核酸快速检测试剂盒，国内外有稳定供货渠道的试剂生产公司不少于 10 家，国内有广州达安、上海之江、北京金豪、江苏硕世、上海辉睿等生产的寨卡病毒荧光 PCR 核酸快速检测试剂盒、国外有德国 Altona 公司的 RealStar® Zika Virus RT-PCR Kit 1.0，英国 Genesig 公司的 Genesig® Advanced Kit，美国 MyBioSource Zika PCR Kit、Genekam Zika virus PCR 等，此外，北京卡尤迪公司推出一种可用临床血样或尿样等直接进行荧光 RT-PCR 扩增的核酸快速检测试剂，无需预先进行专门的核酸纯化步骤，与大多数产商提供的快速诊断试剂相比，更适合于现场快速检测。选用合适的商业化寨卡病毒检测试剂，确实为很多实验室解决了很多问题，但选用商业化试剂，有一个不可避免的问题是，由于商业化试剂在研制生产试剂时所选用的引物探针不会告知用户，其方法的准确性、可靠性如何，用户无法得到保障，因此，在选用这些商业化试剂时，必须作好足够的预判和试剂评估工作，有时候有必要配备多种商业试剂盒以备不时之需。

二、RT-PCR 检测寨卡病毒核酸

PCR 技术是体外酶促合成特异 DNA 片段的方法，主要由高温变性、低温退火和适温延伸三个步骤反复的热循环构成：即在高温（95℃）下，待扩增的靶 DNA 双链受

热变性成为两条单链 DNA 模板；而后在低温（37～55℃）情况下，两条人工合成的寡核苷酸引物与互补的单链 DNA 模板结合，形成部分双链；在 Taq DNA 聚合酶的最适温度（72℃）下，以引物 3′ 端为合成的起点，以单核苷酸为原料，沿模板以 5′- 3′ 方向延伸，合成 DNA 新链。图 4 - 7 为 PCR 技术的原理示意图。由于 Taq DNA 聚合酶的特性，PCR 扩增的起始模板是 DNA，但由于寨卡病毒的基因组属于单股正链 RNA，在进行 PCR 扩增前须在逆转录酶的作用下先将 RNA 转换成可作为模板的 cDNA，然后再进行 PCR。

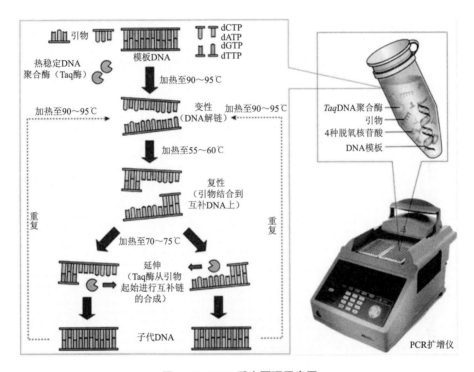

图 4 - 7　PCR 反应原理示意图

（图片来源：http：//blog. sina. com. cn/s/blog _ 695180b10101hnt1. html）

1. 设备和试剂

（1）设备

移液器（1mL、200μL、100μL、20μL、10μL、2μL）及配套吸头；EP 管（1.5mL、0.2mL、0.1mL）；试管架（5mL、1.5mL、20μL）；高速冷冻离心机；旋涡混合器；恒温振荡器；PCR 仪等。

（2）试剂

1）寨卡病毒特异性引物：特异性引物根据实验需要而选择，可以参考文献的引物序列合成，也可以自行设计合成，但如果该引物用于对未知寨卡病毒的诊断，引物序列的选用应对所有不同来源的毒株有较高地保守性，如果只是为了鉴定某一毒株，则可根据这一毒株的可能来源株设计引物，而不需要考虑太多的保守性，如 ZIKV1011：GGAAGGTATGTCAGGTGGGA 和 ZIKV1646：GGTAATGGAATGTCGTGGAAC，以及 ZIKV6183：TAGGACGGAGCAAAGGAAGA 和 ZIKV6817：GCACCACCAG-CAATAGGAAC 是本实验室在检出口岸首例来自委内瑞拉的输入性寨卡病毒感染病例后，为了进一步确认，根据 2015 年巴西流行株（Genbank 登录号 KU321639）设计的两套 RT－PCR 扩增和测序列引物。两套引物的扩增片段分别为 635bp 和 636bp，引物的 Tm 值差别不大，因此可以用同样的条件进行扩增。两套引物可以很好的扩增这例输入性病例身上来源的病毒并进行用于核实测序，但未必能对所有寨卡病毒株均可扩增。

2）RNA 提取试剂盒有必要选择提取效率高的品牌试剂；

3）一步法 RT－PCR 检测试剂盒市面已有大量品牌试剂盒，大部分均有较好的质量，可根据实际情况选择。

2. 检测步骤

（1）病毒 RNA 提取

待检标本用病毒 RNA 提取试剂盒提取，操作步骤按说明书进行，制备的病毒核酸作为 RT－PCR 的模板。

（2）一步法 RT－PCR 扩增

反应体系使用某种商品化一步法 RT－PCR 检测试剂盒，根据引物设计的理论退火温度，反应条件设定为：逆转录 50℃ 30min；PCR 反应，94℃ 2min 一次，再进行 35 次循环的 94℃ 30s，57℃ 30s，68℃ 40s，最后再以 68℃ 5min 结束。

3. 结果判断

RT－PCR 扩增产物用 1% 琼脂糖凝胶电泳检测，如果条带的分子量与预期片段大小相同，表明为相应的寨卡病毒核酸扩增阳性。

RT－PCR 可以对寨卡热病例进行早期诊断，PCR 产物可以进行测序和分子进化分析，并可以进行分子溯源研究。

三、荧光 RT－PCR 检测寨卡病毒核酸

在逆转录聚合酶链式反应（RT－PCR）体系中除了加入一对特异性引物外，还要加入一条特异性 TaqMan 探针，该探针的两端分别标记荧光报告基团和淬灭基团，其序列与目标基因的某一段序列互补。在探针完好的情况下，报告基团发出荧光信号被淬灭基团所吸收，因而检测不到荧光信号。在退火的过程中，探针和引物与目标序列结合，当引物沿着 DNA 模板延伸到荧光标记的探针结合位点时，Taq DNA 聚合酶发挥其 5′-3′核酸外切酶的功能，将探针切断，荧光基团释放荧光信号，其原理参见图 4-8。每扩增一条模板就产生一个游离的荧光分子，荧光分子的数目与 PCR 扩增产物呈等比例增长，即荧光信号与 PCR 产物的累积过程同步，因而可以实时监控 PCR 产物

的增长情况。

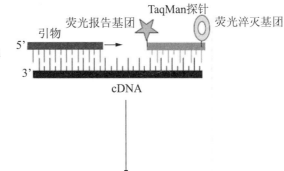

当TaqMan探针完整时，荧光报告基团和淬灭基因彼此靠近，阻止荧光信号的发出

DNA链变性后，引物和TaqMan探针与互补DNA链退火结合

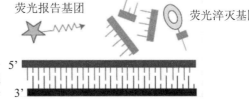

引物和TaqMan探针与互补DNA链杂交后，随着引物的延伸，Taq DNA聚合酶5'-3'端的核酸外切酶活性将探针水解，使荧光报告基团和淬灭基团分离，发出的荧光信号可被检测到

图4-8 TaqMan探针荧光PCR原理图（Arya M，et al，2005）

1. 材料和方法

（1）设备：移液器（1mL、200μL、100μL、20μL、10μL、2μL）及配套吸头；EP管（1.5mL、0.2mL、0.1mL）；试管架（5mL、1.5mL、20μL）；高速冷冻离心机；旋涡混合器；荧光定量PCR仪等。

（2）试剂：引物及探针；提取试剂盒；荧光定量RT-PCR试剂盒等。

2. 检测步骤

（1）病毒RNA提取

待检标本用病毒RNA提取试剂盒提取，操作步骤按说明书进行，制备的病毒核酸作为Real-time RT-PCR的模板。

（2）Real-time RT-PCR扩增

反应体系使用商品化一步法Real-time RT-PCR检测试剂盒，如某试剂盒反应条件为：42℃ 15min，95℃ 2min，95℃ 10s，62℃ 30s，45循环，仪器设置在每一循环62℃退火/延伸步骤读取荧光信号。应根据不同试剂公司的Real-time RT-PCR检测试剂盒说明调整反应条件。

3. 结果判断

（1）以荧光PCR反应的前3～15个循环的荧光信号作为荧光本底信号，以本底信号标准差的 10 倍作为荧光阈值，标本扩增产生的荧光信号达到荧光阈值时所对应的循环数为循环阈值（Ct 值）。

（2）检测样品的 Ct 值≤35.0，且出现典型的扩增曲线，结果有效，可直接报告样品阳性。检测样品的 Ct 值为 35～45 时，建议重做。重做结果 Ct 值≥45.0 者为阴性；若 Ct 值仍介于 35～45，且扩增曲线有明显的指数增长特征者，可报告样品阳性。

（3）阳性对照的 Ct 值应≤32.0，并出现典型的"S"型扩增曲线；阴性对照 Ct 值应≥45；否则视为实验结果无效，需重做。

第六节　病毒分离和鉴定

一、概述

寨卡病毒分离是判定寨卡病毒感染的金标准，但是否能分离到寨卡病毒与标本采集的时间密切相关，发病后 5 天以内采集的标本的病毒分离率远远高于 5 天后标本的分离率。已有从寨卡病毒感染者的血液、尿液、唾液和精液标本中分离出寨卡病毒的文献报道。而寨卡病毒分离的方法主要有三种：细胞分离、乳鼠分离和蚊虫分离，其中以细胞分离应用最广，鼠分离也是一种常见的黄病毒动物分离方法，蚊虫分离尽管在其他黄病毒属成员如登革病毒的分离中有较高的敏感性，但由于操作要求较高，很少应用于寨卡病毒的分离。

细胞分离包括哺乳动物细胞分离和蚊虫细胞分离。哺乳动物细胞主要有非洲绿猴肾细胞（Vero 或 Vero E6）和金黄地鼠肾细胞（BHK-21）；蚊虫细胞主要有白纹伊蚊细胞（C6/36）。与其他方法相比，细胞分离比乳鼠分离有更高的分离率，操作更简便、成本更低，虽然分离的敏感性不如蚊虫分离，但细胞的维持相对容易，细胞病变易于观察、可产生大量的病毒等，因此，细胞分离法特别是 Vero 细胞在目前寨卡病毒的分离上应用最广泛。

尽管寨卡病毒的分离是确诊病原最可靠的方法，但因至少需要 1 周时间才能出结果，相对费时、繁琐，因此不适宜作为寨卡病毒感染的早期诊断方法。

乳鼠脑内或脑腹内联合接种分离是古老的寨卡病毒分离方法，分离过程中需多次传代才能使乳鼠发病。该法实验成本高、耗时长、分离阳性率低、需特殊的生物安全设备，乳鼠分离的敏感性与选用的小鼠品系有较大关系，而且需要选择出生两天以内的乳鼠。如 BALB/c 小鼠可能比昆明小鼠对寨卡病毒有更高的敏感性，用昆明种乳鼠进行寨卡病毒脑内接种分离，第一代时往往不出现鼠的发病。

蚊虫分离是黄病毒类分离的一种重要方法，有着比其他方法更高的敏感性。可在蚊幼虫脑内接种或成蚊胸腔接种进行寨卡病毒分离，敏感的蚊种主要有埃及伊蚊、白纹伊蚊、华丽伊蚊等，一般接种后4～5天即可分离到病毒。用蚊虫作病毒分离，即使血清或其他体液中含有一定效价的抗体，也能分离出病毒，雄蚊和雌蚊均具有较高的敏感性。蚊虫分离寨卡病毒的不足之处是实验室必须具备饲养蚊虫的条件和防止蚊虫逃逸的防护设备和措施，此外，实验室平时需花大精力饲养大量的蚊虫以备接种，分离到的病毒仍需转种动物或细胞方可保种。

对于大多数黄病毒分离的鉴定来说，可疑的病毒分离物的鉴定可用单克隆抗体免疫荧光法及中和试验等方法鉴定病毒，也可采用基因诊断、序列测定分析的方法进行鉴定。但由于寨卡病毒在以往极少有学者研究，应用单克隆抗体鉴定的方法未见报道，目前的寨卡病毒分离后鉴定手段主要依赖分子生物学技术，可采用 RT－PCR 和实时荧光 RT－PCR 等核酸扩增方法对细胞培养物中的可疑病毒进行检测，检测到病毒核酸后，基本可认为分离到寨卡病毒，为了进一步核实，最好对 PCR 产物进行核苷酸序列测定并输入 NCBI 的 BLAST 系统进行同源性比对分析。分子生物这方法虽然简单快速，但如果引物设计不合适，很可能由于所选用引物的位点基因变异导致未能得到阳性扩增结果而导致假阴性，另一方面，如果由于 PCR 方法可能存在的污染问题，如果操作不当，也可能得到假阳性的结果，在做出结果判断时必须考虑这些因素的影响。

其他的病毒鉴定技术还包括中和试验、血凝抑制试验、补体结合试验等方法，这些技术也可应用于寨卡病毒的鉴定，但由于这些传统方法操作繁琐、影响因素多、费时费力，操作者需要有一定的经验等原因，更多的寨卡病毒诊断实验室倾向于使用更简单快速的分子生物学方法。

二、寨卡病毒分离鉴定（细胞培养法）

敏感的细胞培养系统可用于病毒性传染病病原体的分离。非洲绿猴肾细胞（Vero）、幼地鼠肾细胞（BHK－21）和白蚊伊蚊细胞（C6/36）对寨卡病毒均敏感，并可引起细胞病变效应（CPE）。结合特异性免疫荧光试验、或抗体中和试验、或特异性核酸扩增试验，可以检出和鉴定寨卡病毒。从病人血清、尿液或唾液标本中分离到寨卡病毒是诊断寨卡热的金标准。

1. 材料和方法

（1）设备：培养箱、生物安全柜、倒置显微镜。

（2）易感细胞：Vero 或 BHK－21 或 C6/36 细胞。

（3）细胞消化液。

（4）细胞生长液：含10%胎牛血清的 DMEM，用7.5%碳酸氢钠溶液调至 pH7.2，用前混匀。

（5）细胞维持液：含2%胎牛血清的 DMEM，用7.5%碳酸氢钠溶液调至 pH7.2，用前混匀。

（6）标本处理液的配制：不含胎牛血清 DMEM，含 $100\mu g/mL$ 氨苄青霉素，$50\mu g/mL$ 硫酸庆大霉素，$4\mu g/mL$ 环丙沙星和 $2.5\mu g/mL$ 两性霉素 B。

2. 分离步骤（以 Vero 或 BHK-21 细胞为例）

（1）正常的 Vero 细胞和 BHK-21 细胞在在 6 孔板或 T25 细胞培养瓶中生长 48h 后，当细胞达到 70%～90% 的单层生长，接种处理后的血清、尿液或唾液标本，按 1mL/孔或 2mL/瓶的体积接种到 6 孔板或细胞培养瓶中。

（2）血清、尿液或唾液标本预先用标本处理液进行 1∶3 到 1∶5 倍稀释，并用 7.5% 碳酸氢钠溶液调整酸碱度达 pH 为 7.4～8.0，标本稀释好后在 4℃普通冰箱中静置处理 2h，然后接种到单层细胞。

（3）接种标本后的 6 孔板或 T25 细胞瓶在 37℃含 5%CO_2 培养箱相同条件静置吸附 1.5h，随后，加入适当量的细胞维持液，无需去掉已接种的处理血清、尿液或唾液标本。然后继续在上述培养条件下静止培养 7 天。

（4）应同时设正常细胞对照管，置湿度 80% 且含 5%CO_2 的培养箱中 37℃培养 7 天，如果 7 天后仍未出现 CPE，则需再盲传 1 代。

（5）证实细胞分离出寨卡病毒后，刮下细胞和吸出上清，离心机上以 700g 的离心力离心 10min，吸取上清继续接种大容量已准备好的单层细胞进行病毒扩量保种。

3. 结果判断

寨卡病毒感染 Vero 细胞可出现典型的 CPE，表现为细胞脱落、坏死、破碎等特征。可用特异性 RT-PCR 或荧光 RT-PCR 对分离物进行鉴定。一般从接种的第 2 天起每天观察细胞病变情况（CPE），每天吸取一定量的细胞培养上清，用荧光 RT-PCR 方法检测寨卡病毒的增长情况。图 4-9 为广东检验检疫技术中心卫生检疫实验室进行 Vero 和 BHK-21 胞分离培养寨卡病毒时观察到的正常细胞和病变细胞对比情况。

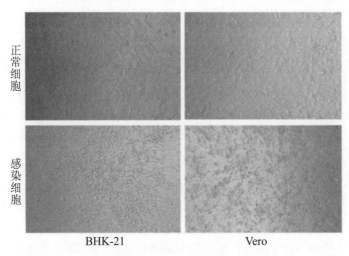

图 4-9　寨卡病毒细胞分离培养出现细胞病变前后对比情况

三、寨卡病毒分离鉴定（乳鼠接种法）

某些品系的新生小白鼠对寨卡病毒十分敏感，可进行脑内或脑腹内联合接种分离，根据观察病毒对其产生的致病等现象和应用特异、敏感的检测技术，检出病毒的存在。

1. 材料与方法

（1）设备：IVC 鼠笼、生物安全柜等。

（2）敏感乳鼠：1～2 天龄的 BALB/c 小鼠或昆明小鼠。

（3）标本处理液的配制：不含胎牛血清 DMEM，含 $100\mu g/mL$ 氨苄青霉素，$50\mu g/mL$ 硫酸庆大霉素，$4\mu g/mL$ 环丙沙星和 $2.5\mu g/mL$ 两性霉素 B。

2. 病毒分离

（1）血清、尿液或唾液标本预先用标本处理液进行 1：3～1：5 倍稀释，并用 7.5% 碳酸氢钠溶液调整酸碱度达 pH 7.4～8.0，标本稀释好后在 4℃ 普通冰箱中静置处理 2 小时。

（2）每一份处理后标本接种一窝 1～2 天龄乳鼠，每只乳鼠脑内接种 20～30μL。接种方法：左手固定乳鼠头部，用 75% 酒精消毒眼耳连线中点处，右手持注射器垂直刺入眼耳连线中点硬脑膜下，进针 2～3mm，注入处理后的标本 20～30μL，注射完毕酒精消毒局部。

（3）逐日观察，接种后 48h 内死亡者作非特异性死亡，弃去。存活者观察至 10 天左右仍未发病时，剖取其中 2 只，取脑，用 pH 8.0 肉汤制成 10% 悬液，盲传 1～2 天龄乳鼠一窝，其余的及盲传的均观察至第 4 周，未发病作阴性结果。

（4）取鼠脑的方法为：酒精消毒乳鼠脑部皮肤，用无菌的手术剪刀剪开乳鼠脑部皮肤，再剪开硬脑膜，并朝上翻起，暴露鼠脑。换一套无菌剪刀、镊子，用镊子夹住皮肤和硬脑膜，用剪刀的弯头挑起鼠脑，放入无菌 EP 管中。

（5）在观察期内若发病（松毛、蜷缩、活动力降低、站立不稳、抽搐、离群、不进食、瘫痪等症状），则剖取半边脑，按盲传法制成 10% 鼠脑悬液，转种 1～2 天龄乳鼠，并作无菌试验，另一半脑置 5.43mol/L（50%）甘油缓冲液中低温保存。无菌试验阴性而仍出现以上症状的乳鼠作为可疑毒株传代、保种，并进行鉴定，可用特异性 RT-PCR 或荧光 RT-PCR 对可疑标本进行鉴定。图 4-10 为广东检验检疫技术中心卫生检疫实验室对乳鼠接种可疑寨卡病毒感染患者血清标本后观察到其中一只小鼠发病的情况。

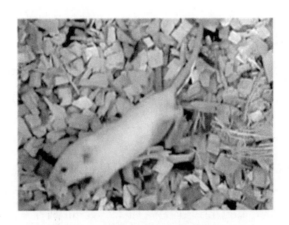

图 4 - 10　乳鼠接种寨卡病毒后发病情况

3. 注意事项

（1）乳鼠接种后仍然与母鼠一起喂养。为防止母鼠嗅到乳鼠身上酒精气味而吃掉乳鼠，可先用酒精棉球擦拭母鼠鼻部；一旦乳鼠发病，立即取出母鼠，以免母鼠吃掉乳鼠。

（2）生物安全要求。由于寨卡病毒属于虫媒病毒，可通过蚊虫传播，因此在乳鼠接种后的观察过程中防止蚊虫叮咬。

第七节　全国口岸首例输入性寨卡病毒感染病例实验室检测

寨卡疫情暴发以后，国家质检总局高度重视口岸寨卡疫情防控工作，要求加强口岸疫情防控，有效防范寨卡疫情输入。广东口岸严密部署，并于 2016 年 2 月 12 日通过检疫查验和实验室检测，检出并确诊了我国口岸首例、广东省首例、中国大陆第二例输入性寨卡病毒感染病例。

一、材料与方法

1. 病例资料

入境旅客，男，28 岁，广东恩平籍，2016 年 2 月 12 日（入境第一日，简称第一日）上午乘坐俄罗斯至广州的 SU220 航班自广州白云国际机场入境，入境时发热，红外体外测温仪报警，后水银复测腋温 38.5℃，自述发热、咽痛 2 天，未服用药物治疗。广州机场检验检疫局卫生检疫人员对其进行流行病学调查，该入境旅客在委内瑞拉工作 3 年余，于当地时间 2 月 9 日从委内瑞拉加拉加斯机场乘坐飞机，中转荷兰、俄罗斯返回广州，发病前 15 天有蚊虫叮咬史，曾与在委内瑞拉居住的朋友接触，该朋友在

1月份曾患有蚊媒传染病，否认性接触史和输血史。检疫查验发现其头面部、胸背部可见红色斑丘疹。征得同意并签采样知情同意书后，采集血清、全血和鼻咽拭子送至广东出入境检验检疫局检验检疫技术中心卫检室（以下简称卫检室）进行实验室检测。该入境旅客被立即送至广州市政府指定传染病定点收治医院进行进一步隔离诊治，入境第一日下午和第二日在医院采集血清、尿液和唾液样本后由实验室进行检测。

2. 检测方法

（1）主要试剂和仪器

病毒RNA核酸提取试剂盒（QIAamp Viral RNA Kit）和一步RT-PCR扩增试剂（One step RT-PCR Kit）购自德国Qiagen公司，荧光PCR通用试剂（Ag-Path-ID™One step RT-PCR Kit）购自美国Ambion公司。ABI Stepone Plus、ABI 7900荧光定量PCR仪和9700 PCR仪为美国ABI公司仪器。

（2）核酸提取

按照病毒RNA核酸提取试剂盒说明书提取血清、全血、鼻咽拭子、唾液和尿液的病毒RNA，最后用60μL洗脱液洗脱病毒核酸。−70℃冰箱保存。

（3）引物和探针

NCBI下载寨卡病毒的基因组序列，比较同源性，在PrM基因高保守性区域设计引物和探针（见表4-1），用于实验室自主研制的寨卡病毒核酸实时荧光RT-PCR检测；在NS5保守区设计引物，用于寨卡病毒的RT-PCR扩增。实验室自研的引物和探针由上海生工合成，中国CDC研制的引物和探针由中国CDC提供。

表4-1　寨卡病毒RT-PCR检测引物

引物名称	序列（5′-3′）	扩增片段长度/bp
ZIKVf8349	AGGAGGCCAGTGAAATATGARGA	635
ZIKVr8983	CTTTTTCCCATCATGTTGTACACACA	

（4）实时荧光RT-PCR反应体系和条件

实时荧光RT-PCR反应总体积20 μL，包含2×RT-PCR缓冲液10μL，引物和探针混合液4 μL（每种引物和探针的终浓度均为0.2 μmol/L），25×RT-PCR酶混合物0.8 μL，RNA 5.2 μL。反应条件为：50℃ 10min；95℃ 10min；95℃ 5 s，55℃ 45 s，45个循环。荧光信号在55℃进行收集。在阴性对照和阳性对照质控成立的条件下，根据扩增曲线和Ct值对样本进行结果判定。

（5）RT-PCR反应体系和条件

RT-PCR反应体系25μL，包括无RNase水12μL、5×RT-PCR缓冲液5μL、10m mol/L dNTP 1μL、酶1μL、20μ mol/L ZIKVf8349 为0.5μL、20μ mol/L ZIKVr8983 为0.5μL、RNA 5μL，同时设置阴性对照。RT-PCR扩增反应程序为：60℃ 1min；50℃ 30min，95℃ 15min；94℃ 30s，55℃ 30s，72℃ 1min（35 循环）；

72℃ 5min，4℃保存。最后取 5μL PCR 产物进行琼脂糖凝胶电泳。

二、结果

1. 第一日采集样本的实时荧光 RT-PCR 检测

第一日上午同时采集了血清、全血和咽拭子样本，当天下午又重新采集了血清样本，同时使用自主研制的试剂和中国 CDC 的试剂对上述血清样本进行寨卡病毒核酸检测，结果显示两套检测试剂对血清样本均有典型扩增曲线，上午采集样本的 Ct 值为36，下午采集样本 Ct 值仅为 39，说明血清样本中病毒载量较低。见图 4-11。

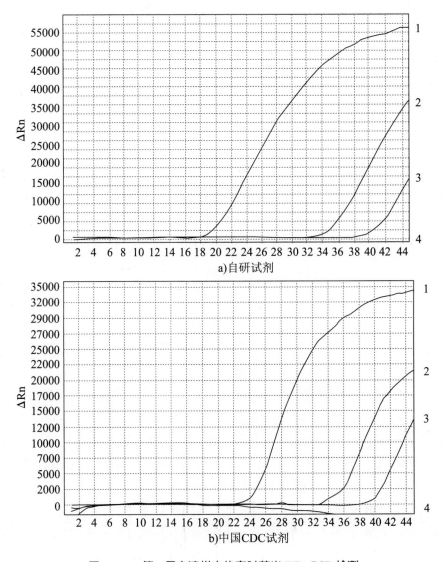

a)自研试剂

b)中国CDC试剂

图 4-11　第一日血清样本的实时荧光 RT-PCR 检测

1——阳性对照；2——上午血清样本；3——下午血清样本；4——阴性对照；
横坐标——循环数（Ct）；纵坐标——荧光值

使用自主研制的试剂对上午采集的咽拭子、全血样本的实时荧光 RT - PCR 检测结果见图 4 - 12。相对同时期采集的血清样本，寨卡病毒在咽拭子和全血样本载量更低，Ct 值约为 40。

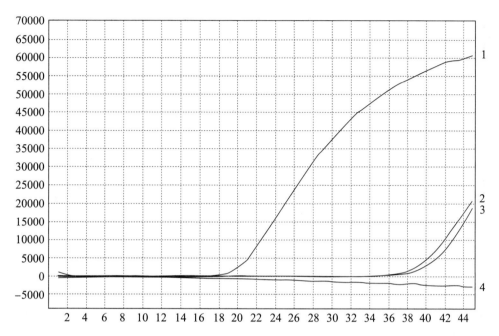

图 4 - 12　第一日全血和咽拭子样本的实时荧光 RT - PCR 检测
1——阳性对照；2——全血样本；3——咽拭子样本；4——阴性对照；
横坐标——循环数（Ct）；纵坐标——荧光值

2. 第二日采集样本的实时荧光 RT - PCR 检测

第二日采集的尿液、唾液和血清样本，检测结果见图 4 - 13 和图 4 - 14。两套检测试剂对尿液样本均有典型扩增曲线，Ct 值约为 36（图 4 - 13）；唾液样本病毒核酸载量更高，Ct 值约为 28（图 4 - 14）；但血清样本已检测不出寨卡病毒核酸。

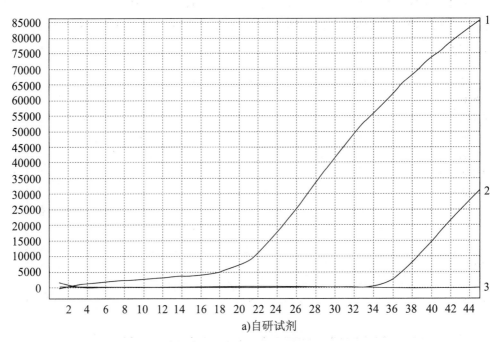

a)自研试剂

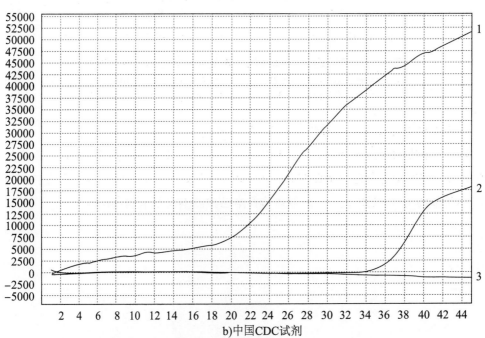

b)中国CDC试剂

图 4-13 第二日尿液样本的实时荧光 RT - PCR 检测

1——阳性对照；2——尿液样本；3——阴性对照；横坐标——循环数（Ct）；纵坐标——荧光值

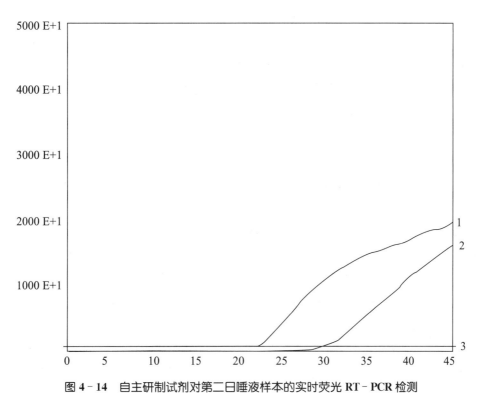

图 4 - 14　自主研制试剂对第二日唾液样本的实时荧光 RT - PCR 检测

1——阳性对照；2——唾液样本；3——阴性对照；横坐标——循环数（Ct）；纵坐标——荧光值

3. 唾液样本的 RT - PCR 扩增和序列测定

RT - PCR 结果显示，唾液样本扩增出了预期大小 635bp 片段（图 4 - 15）。测序结果表明该片段与巴西寨卡病毒株（GenBank 号 BeH819966）相应序列的同源性有 99%。

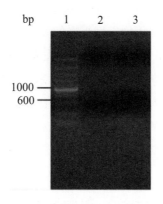

图 4 - 15　唾液样本的 RT - PCR 检测

1——5000bp DNA 分子量标准；2——唾液样本；3——阴性对照

4. 中国 CDC 的复核和病例发布

2016 年 2 月 15 日（第四日），中国 CDC 复核检测采集的样本，结果为寨卡病毒核酸阳性。根据病例流行病学史、临床表现和病例标本核酸检测情况，国家相关主管部门 2 月 15 日通报发布确诊该入境旅客为我国口岸首例截获、广东省首例、我国第二例输入性寨卡病毒感染案例。

三、讨论

目前主要使用分子生物学和血清学两种方法检测急性期样本的寨卡病毒，但由于寨卡病毒和登革病毒等黄病毒之间存在血清学交叉反应，因此对急性样本的检测应以分子检测为准。本研究同时使用自主研制和中国 CDC 提供的试剂对自委内瑞拉归国的入境发热人员进行了寨卡病毒核酸检测，其中前者引物和探针针对寨卡病毒的 PrM 基因位点保守性，后者的引物探针针对 NS1 基因位点，两种方法对多种样本的检测结果均一致，说明本实验室自研试剂的准确性和灵敏度强，可用于寨卡病毒核酸检测。

病例自诉在入境前已发热 2 天，本实验室对病例入境第一日上午在现场采集的血清进行了检测，结果阳性；当日下午采集的血清样本中病毒核酸含量更低；第二日采集的血清中已检测不到寨卡病毒核酸，这说明寨卡病毒在血清中持续时间较短，与文献报道的 3～5 天结果一致。为了探讨寨卡病毒在其他类型样本中的分布和载量，对第一日上午采集的全血和鼻咽拭子样本进行了检测，虽然两种样本检测结果为弱阳性，但寨卡病毒载量远低于血清。病例第二日血清样本检测为阴性，但尿液样本和唾液样本仍能检出，尤其唾液样本检测的 Ct 值可达 28，说明寨卡病毒在尿液和唾液样本中可存在较长时间，与文献报告结果一致。唾液的 RT－PCR 检测结果和测序列分析表明扩增片段与巴西寨卡病毒株（GenBank 号 BeH819966）相应序列的同源性有 99%。提醒相关部门对寨卡病毒疑似病例采样时，除了血液样本外，应尽量同时采集唾液和尿液样本进行检测，有利于国境口岸无创伤性采样的要求。

2016 年 2 月 15 日，国家相关主管部门通报发布，确诊该病例为全国口岸首例截获输入性寨卡病毒感染案例。口岸输入性寨卡病毒感染病例的及早检出对防止寨卡病毒疫情在国内扩散和暴发，保护人民的生命健康具有重要意义。建议出境人员在出境前，应到当地检验检疫机构了解目的地寨卡病毒病的疫情流行情况，提高自我防护意识并做好个人防护，并特别提示孕期妇女尽量避免前往寨卡病毒流行国家或地区。

本章参考文献

1. 国家质量监督检验检疫总局. 检验检疫部门在入境口岸首次检出寨卡病毒感染病

例．2016 – 02 – 15．http：//www. aqsiq. gov. cn/zjxw/zjxw/zjftpxw/201602/t20160215 _ 461558. htm．

2. 世界卫生组织．实验室检测寨卡病毒感染临时指导文件．2016 年 3 月 23 日，WHO/ZIKV/LAB/16. 1. http：//apps. who. int/iris/bitstream/10665/204671/7/WHO _ ZIKV _ LAB _ 16. 1 _ chi. pdf? ua=1.

3. 中国疾病预防控制中心．寨卡病毒实验室检测技术方案．2016 – 03 – 29. ht-tp：//www. chinacdc. cn/jkzt/crb/qt/ablcxr _ 8561/zstd _ 6217/201603/t20160329 _ 128203. html.

4. 中华人民共和国国家卫生和计划生育委员会．广东省卫生计生委：广东发现一例输入性寨卡病毒感染病例．2016 – 02 – 15. http：//www. nhfpc. gov. cn/zhuzhan/dfdt/201602/babe5453580744b68faa0f5be46a4577. shtml.

5. 中华人民共和国国家卫生和计划生育委员会．我国发现一例输入性寨卡病毒感染病例．2016 – 02 – 09. http：//www. nhfpc. gov. cn/yjb/s7860/201602/c1b11901d26d46f4b8bd078edbb40c8c. shtml.

6. 中华人民共和国国家卫生和计划生育委员会．国家卫生计生委办公厅关于印发寨卡病毒病防控方案（第一版）的通知．2016 – 02 – 03. http：//www. nhfpc. gov. cn/jkj/s3577/201602/97bc31cc1767485290529a281d11c901. shtml.

7. 中华人民共和国国家卫生和计划生育委员会．国家卫生计生委办公厅关于印发寨卡病毒病诊疗方案的通知．［2016 – 02 – 03］．http：//www. nhfpc. gov. cn/yzygj/s3593g/201602/e7c1402a03024501ad8f036de346c145. shtml.

8. Arya M，Shergill IS，Williamson M，et al. Basic principles of real – time quantitative PCR. Expert Rev Mol Diagn，2005，5 (2)：209 – 219.

9. Ayers M，Adachi D，Johnson G，et al. A single tube RT – PCR assay for the detection of mosquito – borne flaviviruses. J Virol Methods，2006，135 (2)：235 –239.

10. Balm MN，Lee CK，Lee HK，et al. A diagnostic polymerase chain reaction assay for Zika virus. J Med Virol，2012，84 (9)：1501 – 1505.

11. Barzon L，Pacenti M，Berto A ，et al. Isolation of infectious Zika virus from saliva and prolonged viral RNA shedding in a traveller returning from the Dominican Republic to Italy，January 2016. Euro Surveill，2016；21 (10)：pii=30159.

12. Buathong R，Hermann L，Thaisomboonsuk B，et al. Detection of Zika virus infection in Thailand，2012 – 2014. Am J TropMed Hyg，2015，93 (2)：380 – 383.

13. Calvet GA，Filippis AM，Mendonca MC，et al. First detection of autochthonous Zika virus transmission in a HIV – infected patient in Rio de Janeiro，Brazil. J Clin Virol，2016，74：1 – 3.

14. Cao – Lormeau VM，Roche C，Teissier A，et al. Zika virus，French polynesia，South pacific，2013. Emerg Infect Dis，2014，20（6）：1085 – 1086.

15. Cleton N，Koopmans M，Reimerink J，et al. Come fly with me：review of clinically important arboviruses for global travelers. J Clin Virol，2012，55（3）：191 – 203.

16. Deng YQ，Zhao H，Li XF，et al. Isolation，identification and genomic characterization of the Asian lineage Zika virus imported to China. Sci China Life Sci，2016，59（4）：428 – 430.

17. Dick GW，Kitchen SF，Haddow AJ. Zika virus. I. Isolations and serological specificity. Trans R Soc Trop Med Hyg，1952，46（5）：509 – 520.

18. Duffy MR，Chen TH，Hancock WT，et al. Zika outbreak on Yap Island，Federated States of Micronesia，N Engl J Med，2009，360（24）：2536 – 2543.

19. European Centre for Disease Prevention and Control. Interim guidance for healthcare providers and Zika virus laboratory diagnosis. 2016. http：// ecdc. europa. eu/en/publications/Publications/zika – virus – guidance – healthcare – providers – and – laboratory – diagnosis. pdf.

20. Faye O，Faye O，Diallo D，et al. Quantitative real – time PCR detection of Zika virus and evaluation with field – caught mosquitoes. Virol J，2013，10：311.

21. Faye O，Faye O，Dupressoir A，et al. One Step RT – PCR method for detection of Zika virus. J Clin Virol，2008，43（1）：96 – 101.

22. Fonseca K，Meatherall B，Zarra D，et al. First case of Zika virus infection in a returning Canadian traveler. Am J Trop Med Hyg，2014，91（5）：1035 – 1038.

23. Fornara C，Furione M，Lilleri D，et al. Primary human cytomegalovirus infections：kinetics of ELISA – IgG and neutralizing antibody in pauci/asymptomatic pregnant women vs symptomatic non – pregnant subjects. J Clin Virol，2015，64：45 – 51.

24. Gourinat AC，O' Connor O，Calvez E，et al. Detection of Zika virus in urine. Emerg Infect Dis，2015，21（1）：84 – 86.

25. Hayes EB. Zika virus outside Africa. Emerg Infect Dis，2009，15（9）：1347 – 1350.

26. Heang V，Yasuda CY，Sovann L，et al. Zika virus infection，Cambodia，2010. Emerg Infect Dis，2012，18（2）：349 – 351.

27. Huzly D，Hanselmann I，Schmidt – Chanasit J，et al. High specificity of a novel Zika virus ELISA in European patients after exposure to different flaviviruses. Euro Surveill，2016，21（16）：pii＝30203.

28. Ioos S，Mallet HP，LeparcGoffart I，et al. Current Zika virus epidemiology and recent epidemics. Med Mal Infect，2014，44（7）：302－307.

29. Johnson AJ，Martin DA，Karabatsos N，et al. Detection of anti－arboviral immunoglobulin G by using a monoclonal antibody－based capture enzyme－linked immunosorbent assay. J Clin Microbiol，2000，38（5）：1827－1831.

30. Korhonen EM，Huhtamo E，Smura T，et al. Zika virus infection in a traveller returning from the Maldives，June 2015. Euro Surveill，2016，21（2）：pii＝30107.

31. Kuno G，Chang GJ，Tsuchiya KR，et al. Phylogeny of the genus Flavivirus. J Virol，1998，72（1）：73－83.

32. Lanciotti RS，Kosoy OL，Laven JJ，et al. Genetic and serologic properties of Zika virus associated with an epidemic，Yap State，Micronesia，2007. Emerg Infect Dis，2008，14（8）：1232－1239.

33. Leung GH，Baird RW，Druce J，et al. Zika Virus Infection in Australia Following a Monkey Bite in Indonesia. Southeast Asian J Trop Med Public Health，2015，46（3）：460－464.

34. Ma XZ，Zhen W，Yang PF，et al. First confirmation of imported dengue virus serotype 2 complete genome in urine from a Chinese travelerreturning from India. Virol J，2014，11：56.

35. Maher－Sturgess SL，Forrester NL，Wayper PJ，et al. Universal primers that amplify RNA from all three flavivirus subgroups. Virol J，2008，5：16.

36. Martin DA，Muth DA，Brown T，et al. Standardization of immunoglobulin M capture enzyme－linked immunosorbent assays for routine diagnosis of arboviral infections. J Clin Microbiol，2000，38（5）：1823－1826.

37. McCrae AW，Kirya BG. Yellow fever and Zika virus epizootics and enzootics in Uganda. Trans R Soc Trop Med Hyg，1982，76（4）：552－562.

38. Moureau G，Temmam S，Gonzalez JP，et al. A real－time RT－PCR method for the universal detection and identification of flaviviruses. Vector Borne Zoonotic Dis，2007，7（4）：467－477.

39. Musso D，Roche C，Nhan TX，et al. Detection of Zika virus in saliva. J Clin Virol，2015，68：53－55.

40. MyBiosource. 2016［cited 2016 02022016］. http：//www. mybiosource. com/images/tds/protocol_others/MBS109003. pdf.

41. MyBiosource. 2016［cited 2016 03022016］. http：//www. mybiosource. com/images/tds/protocol_others/MBS109002. pdf.

42. Oliveira Melo AS，Malinger G，Ximenes R，et al. Zika virus intrauterine infection causes fetal brain abnormality and microcephaly: tip of the iceberg? Ultrasound Obstet Gynecol，2016，47（1）：6-7.

43. Petersen E，Wilson ME，Touch S，et al. Rapid spread of Zika virus in the Americas - implications for public health preparedness for mass gatherings at the 2016 Brazil Olympic Games. Int J Infect Dis，2016，44：11-15.

44. Pyke AT，Daly MT，Cameron JN，et al. Imported zika virus infection from the cook islands into australia，2014. PLoS Curr. 2014，6. pii：ecurrents. outbreaks. 4635a54dbffba2156fb2fd76dc49f65e.

45. Ramdasi AY，Arya RP，Arankalle VA. Effect of pregnancy on anti - HEV antibody titres，plasma cytokines and the corresponding gene expression levels in the PBMCs of patients presenting with self - recovering clinical and subclinical hepatitis E. PLoS One，2014，9（8）：e103257.

46. Rodhain F，Gonzalez JP，Mercier E，et al. Arbovirus infections and viral haemorrhagic fevers in Uganda: a serological survey in Karamoja district，1984. Trans R Soc Trop Med Hyg，1989，83（6）：851-854.

47. Scaramozzino N，Crance JM，Jouan A，et al. Comparison of flavivirus universal primer pairs and development of a rapid，highly sensitive heminested reverse transcription - PCR assay for detection of flaviviruses targeted to a conserved region of the NS5 gene sequences. J Clin Microbiol，2001，39（5）：1922-1927.

48. Schuler - Faccini L，Ribeiro EM，Feitosa IM，et al. Possible Association between Zika virus infection and microcephaly - Brazil，2015. MMWR Morb Mortal Wkly Rep，2016，65（3）：59-62.

49. Shinohara K，Kutsuna S，Takasaki T，et al. Zika fever imported from Thailand to Japan，and diagnosed by PCR in the urines. J Travel Med，2016，23（1）. pii：tav011.

50. Tappe D，Rissland J，Gabriel M，et al. First case of laboratory - confirmed Zika virus infection imported into Europe，November 2013. Euro Surveill，2014，19（4）. pii：20685.

51. Tognarelli J，Ulloa S，Villagra E，et al. A report on the outbreak of Zika virus on Easter Island，South Pacific，2014. Arch Virol，2016，161（3）：665-668.

52. Waggoner JJ，Gresh L，Mohamed - Hadley A，et al. Single - Reaction Multiplex Reverse Transcription PCR for Detection of Zika，Chikungunya，and Dengue Viruses. Emerg Infect Dis，2016，22（7）：1295-1297.

53. Wikan N，Suputtamongkol Y，Yoksan S，et al. Immunological evidence of Zika virus transmission in Thailand. Asian Pac J Trop Med，2016，9（2）：141－144.

54. Zammarchi L，Stella G，Mantella A，et al. Zika virus infections imported to Italy：clinical，immunological and virological findings，and public health implications. J Clin Virol，2015，63：32－35.

55. Zammarchi L，Tappe D，Fortuna C，et al. Zika virus infection in a traveller returning to Europe from Brazil，March 2015. Euro Surveill，2015，20（23）.pii：21153.

第五章　实验室生物安全

第一节　个人防护

　　寨卡病毒在我国归属于第三类病原体,应按照《病原微生物实验室生物安全管理条例》对生物安全二级实验室相关规定要求,做好生物安全防护工作,尤其是个人防护装备的选择和正确使用(见图 5-1)。

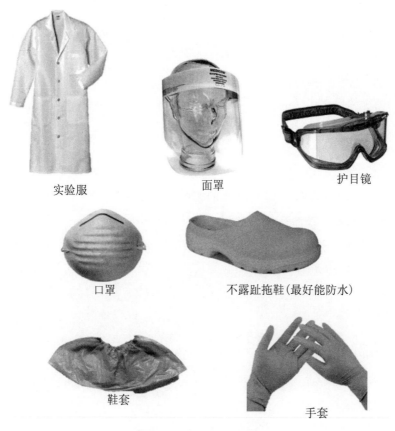

实验服　　　　　　　面罩　　　　　　　护目镜

口罩　　　　　　不露趾拖鞋(最好能防水)

鞋套

手套

图 5-1　个人防护装备

一、个人防护装备——防护服

（1）在实验室中应穿专用工作服或防护服。

（2）如果要在 ABSL-2 实验室进行动物感染实验，为防止进入人员将实验室内可能存在的污染源带到外部环境，同时为了避免工作人员自身可能携带的病原微生物干扰动物实验，一般要求进入实验室之前在更衣室内脱下自己的所有衣物（包括饰品，如项链、耳饰、戒指、手镯、手表等），穿戴实验室内专用的内胆衣和相应的外层防护服后才能进入实验区和饲养区。从实验区和饲养区出来时先在污染区将外层可能被污染的外层防护服脱下，再在更衣室内将内胆衣脱下，换上自己的衣物（或经洗澡后）才能出实验区。在二级生物安全水平的感染性动物实验室内，主要采用的外层防护服为隔离衣和围裙，当操作中有可能存在腐蚀性液体、动物血液或培养液喷溅时需要在隔离衣外面穿上围裙加以保护，一般情况下隔离衣和围裙是一次性使用的。但并不是所有的实验都要配备围裙，可以根据具体的实验操作情况而决定。

二、个人呼吸防护装置

气溶胶传播是在生物安全实验室内工作的人员获得性感染的重要途径。外科手术口罩不能作为生物安全实验室的个人呼吸防护装置来使用，推荐使用 N95 口罩，口罩戴好后，用双手尽量遮盖口罩并进行正压及负压测试。正压测试：双手遮着口罩，大力呼气。如空气从口罩边缘溢出，即佩戴不当，须再次调校头带及鼻梁金属条；负压测试：双手遮着口罩，大力吸气。口罩中央会陷下，如有空气从口罩边缘进入，即佩戴不当，须再次调校头带及鼻梁金属条。

动物生物安全实验室呼吸防护装备主要有正压面罩、个人呼吸器和正压防护服。正压防护服一般用于生物安全级别较高的实验室，如四级生物安全实验室。由于受个人脸型的差异，个人呼吸器在使用过程中也受到了相应的限制。因此，在佩戴个人呼吸器之前对其进行密合度检测是很多从事动物实验室工作的人员容易忽视的一个环节。正压面罩是二级生物安全水平动物实验室常用的呼吸防护装备，它不受脸型甚至是否佩戴眼镜的限制，不仅能够对呼吸进行保护，还能对整个面部免受液体的喷溅进行很好的防护。

三、手部防护装置

当进行实验室操作时，必须使用一次性乳胶、乙烯树脂或聚腈类材料的手术用手套。在操作完感染性物质、结束生物安全柜中工作以及离开实验室之前，均应该摘除手套并彻底洗手。用过的一次性手套应该与实验室的感染性废弃物一起丢弃，不得清洗和再次使用。手套不得戴离实验室区域。如可能发生感染性材料的溢出或溅出，宜戴两副手套。乳胶手套佩戴前要检漏，这是不容忽视的重要一点。佩戴手套的手不能随便触摸门把手、电灯开关、电话、电脑等公众场合物品，更不能摸鼻子、眼睛、口等身体各部位，以避免污染的手套将污染进一步扩大。

动物实验室在手部防护方面的要求，除了需配备乳胶手套外，还要考虑到所操作动物的类别，若动物具有抓、咬等特性或在动物尸体解剖可能接触尖锐利器时，还要佩戴不锈钢网孔手套来防止动物的抓咬或刺伤。由于佩戴手套后可能对操作的灵活度有影响，因此要根据风险评估的结果来确定是否有佩戴的需要。

手套使用注意事项：

1）戴前检查手套是否破损。

2）一手掀开手套袋开口处，另一手捏住一只手套的反折部分取出手套，对准五指戴上。

3）掀起另一只袋口，再以戴好手套的手指插入另一只手套的反折内面，取出手套，同法戴好。

4）双手调整手套位置，将手套的翻边扣套在工作服衣袖外面。

5）脱手套：一手捏住另一手套腕部外面，翻转脱下，再以脱下手套的手的拇指插入另一手套内，将其翻转脱下。

四、头部、面部、脚部防护

防护要求：

（1）在进入普通和动物生物安全二级实验室前必须佩带一次性的帽子，尤其是头发长的要求将所有的头发放入帽子中，起到头部防护作用。

（2）如进行动物感染实验时，为了防止动物血液、体液、分泌液、排泄物或其他感染性物质的飞溅或液滴接触到脸部，需要对面部进行适当的防护。护目镜主要是对眼睛的防护，面罩是对整个面部（包括眼睛、鼻子、嘴等）进行防护。面罩又可分为普通面罩和正压面罩，普通面罩仅仅对操作者起到了简单的防喷溅作用；正压面罩则在工作人员的面部形成一个正压的定向流，可以更好地保护呼吸系统免受气溶胶的污染。

（3）在普通和动物生物安全二级实验室内要求穿不露脚趾的拖鞋或胶鞋，以免碰伤脚趾。

第二节　实验室生物安全操作要求

一、寨卡病毒检测所需的生物安全实验室级别

2016年2月，国家卫生计生委印发了《寨卡病毒病防控方案（第一版）》（国卫发

明电〔2016〕4号）。为适应防控形势的变化，进一步做好防控工作，切实维护人民群众身体健康和生命安全，国家卫生计生委对第一版方案进行了修订，于2016年3月28日发布了《寨卡病毒病防控方案（第二版）》（国卫办疾控函〔2016〕311号），其中规定寨卡病毒在我国归属于第三类病原体，应在生物安全二级实验室（BSL-2）开展实验室检测；应按照《病原微生物实验室生物安全管理条例》等相关规定要求，做好生物安全防护工作。寨卡病毒与登革病毒同属于黄病毒科，两者传播媒介相同，都属于第三类病原体，参考卫生部2006年1月11日公布的《人间传染的病原微生物名录》中登革病毒的生物安全规定，建议寨卡病毒分离培养和未经培养的感染材料的操作在BSL-2实验室进行，动物感染实验在动物生物安全二级（ABSL-2）实验室进行，灭活材料的操作和无感染性材料的操作在BSL-1实验室进行（见表5-1）。

表5-1　寨卡病毒检测所需的生物安全实验室级别

病毒名称			危害程度分类	实验活动所需生物安全实验室级别					运输包装分类[f]		备注
英文名	中文名	分类学地位		病毒培养[a]	动物感染实验[b]	未经培养的感染材料的操作[c]	灭活材料的操作[d]	无感染性材料的操作[e]	A/B	UN编号	
Zika virus	寨卡病毒	黄病毒科	第三类	BSL-2	ABSL-2	BSL-2	BSL-1	BSL-1	A	UN2814	仅培养物为A类

注：BSL-n/ABSL-n：不同生物安全级别的实验室/动物实验室。

[a]　病毒培养：指病毒的分离、培养、滴定、中和试验、活病毒及其蛋白纯化、病毒冻干以及产生活病毒的重组试验等操作。利用活病毒或其感染细胞（或细胞提取物），不经灭活进行的生化分析、血清学检测、免疫学检测等操作视同病毒培养。使用病毒培养物提取核酸，裂解剂或灭活剂的加入必须在与病毒培养等同级别的实验室和防护条件下进行，裂解剂或灭活剂加入后可比照未经培养的感染性材料的防护等级进行操作。

[b]　动物感染实验：指以活病毒感染动物的实验。

[c]　未经培养的感染性材料的操作：指未经培养的感染性材料在采用可靠的方法灭活前进行的病毒抗原检测、血清学检测、核酸检测、生化分析等操作。未经可靠灭活或固定的人和动物组织标本因含病毒量较高，其操作的防护级别应比照病毒培养。

[d]　灭活材料的操作：指感染性材料或活病毒在采用可靠的方法灭活后进行的病毒抗原检测、血清学检测、核酸检测、生化分析、分子生物学实验等不含致病性活病毒的操作。

[e]　无感染性材料的操作：指针对确认无感染性的材料的各种操作，包括但不限于无感染性的病毒DNA或cDNA操作。

[f]　运输包装分类：按国际民航组织文件Doc9284《危险品航空安全运输技术细则》的分类包装要求，将相关病原和标本分为A、B两类，对应的联合国编号分别为UN2814（动物病毒为UN2900）和UN3373。对于A类感染性物质，若表中未注明"仅限于病毒培养物"，则包括涉及该病毒的所有材料；对于注明"仅限于病毒培养物"的A类感染性物质，则病毒培养物按UN2814包装，其他标本按UN3373要求进行包装。凡标明B类的病毒和相关样本均按UN3373的要求包装和空运。通过其他交通工具运输的可参照以上标准进行包装。

二、寨卡病毒实验室检测生物安全风险评估与控制措施

寨卡病毒的实验活动主要包括寨卡病毒的病毒培养、动物感染实验和核酸检测等内容。寨卡病毒病主要的实验室内获得性感染包括被带寨卡病毒的伊蚊叮咬和血源传播，目前尚无气溶胶途径感染的报道。由于目前尚无有效的寨卡病毒病疫苗，因此检测人员必须在经过生物安全操作规范和实验室操作指南培训后，在符合要求的 BSL-2/ABSL-2 实验室进行感染性材料的操作，且实验室内要有必要的防蚊措施，操作中需对生物危险进行有效识别，并采取相应的预防控制措施，避免实验室生物安全事故发生。

（一）实验操作风险评估与风险控制措施

1. 临床标本处理

临床标本处理风险评估与控制措施见表 5-2。

表 5-2　临床标本处理风险评估与控制措施

实验操作	风险	发生概率	发生范围	控制措施	残留风险
1. 样本转移至生物安全柜	样本管掉落破裂或破碎，感染性物质溅出，同时可能产生气溶胶	低	生物安全柜内	样本连同运送盒一起放入生物安全柜后再打开取出血液、尿液和唾液样本。样本取出时要动作轻柔，取出后置于试管架上再进行后续操作。应事先在生物安全柜中铺上隔水垫布，一旦发生上述意外，马上将污染的垫布弃入消毒缸内并立即消毒台面并更换新的垫布。不能用手直接接触破碎血清管，以免刺伤。标本运送盒表面擦拭消毒后取出放入污物桶，等待高压消毒处理	低
2. 样本振荡和分装	1. 打开样本管时液体溅出；2. 样本涡旋混匀时液体溅出；3. 分装样本时液体溅滴，污染离心管外部、手臂或生物安全柜台面	低	生物安全柜内或离心机	1. 在操作时，动作要小心，打开时动作轻柔，防样本管滑落、打翻或溅出；2. 样本管涡旋混匀后，在离心机离心完毕后再打开管盖，进行分装；3. 使用带滤芯的吸管进行标本分装，动作要轻缓，每管分装的标本不能超过样本管的 2/3 容积。要使用螺旋盖密封塑料样本管分装样本，分装后做好标记，表面擦拭消毒后再取出生物安全柜；4. 若滴落在生物安全柜台面应及时消毒处理，以 1000mg/L 有效氯的次氯酸钠纱布或 75% 的酒精纱布处理。若皮肤暴露于感染材料，应立即用清水或肥皂水彻底清洗，或用 75% 酒精洗必泰擦拭消	低

表 5 - 2（续）

实验操作	风险	发生概率	发生范围	控制措施	残留风险
				毒，使用清水或肥皂水彻底清洗；粘膜应用大量清水冲洗或 0.05％碘伏冲洗。若手接触感染材料，用 75％的酒精消毒后脱去手套，换一副新手套，并用 75％的酒精纱布擦试管壁，将污染的纱布放在生物安全柜内的垃圾袋内，封口后移出生物安全柜，进行高压处理； 5. 实验室采用带有安全套盖的离心套筒，如离心过程中发生收集管破裂应关闭电源，在生物安全柜内处理相关感染性物质，彻底清洁和消毒离心机套桶。如果在不带有安全套筒的离心机操作，离心过程中发生收集管破裂应关闭电源并且保持离心机盖子关闭 30min。如果在机器停止运行后发生了破裂，离心机盖应立即关闭并保持 30min。并及时通知本实验室生物安全员采取相应措施	

2. 病毒核酸检测

病毒核酸检测风险评估与控制措施见表 5 - 3。

表 5 - 3　病毒核酸检测风险评估与控制措施

实验操作	风险	发生概率	发生范围	控制措施	残留风险
1. 样本转移至生物安全柜	离心管掉落破裂或破碎，感染性物质溅出，同时可能产生气溶胶	低	生物安全柜内	样本取出时要动作轻柔，取出后置于试管架上再进行后续操作。应事先在生物安全柜中铺上隔水垫布，一旦发生上述意外，马上将污染的垫布弃入消毒缸内并立即消毒台面并更换新的垫布。标本运送盒表面擦拭消毒后取出放入污物桶，等待高压消毒处理	低

表5-3（续）

实验操作	风险	发生概率	发生范围	控制措施	残留风险
2. 核酸提取	1. 液体溅出，离心管滑落，打翻标本； 2. 标本转移时，吸头漏液； 3. 加样时，感染性液体溅出，污染离心管外部、手臂或生物安全柜台面	低	生物安全柜内或离心机	1. 在操作时，动作要小心，以防开盖时离心管滑落、打翻或溅出； 2. 使用移液器时，确保吸头与移液器连接紧密； 3. 样品打开前进行短暂离心，去除样品管盖上的残留，避免开盖时样品溅出； 4. 使用带滤芯的吸管，动作要轻缓。若滴落在生物安全柜台面应及时消毒处理，以1000mg/L有效氯的次氯酸钠纱布或75%的酒精纱布处理。若皮肤暴露于感染材料，应立即用清水或肥皂水彻底清洗，或用75%酒精洗必泰擦拭消毒，使用清水或肥皂水彻底清洗；粘膜应用大量清水冲洗或0.05%碘伏冲洗。若手接触感染材料，用75%的酒精消毒后脱去手套，换一副新手套，并用75%的酒精纱布擦试管壁，将污染的纱布放在生物安全柜内的垃圾袋内，封口后移出生物安全柜，进行高压处理； 5. 实验室采用带有安全套盖的离心套筒，如离心过程中发生收集管破裂应关闭电源，在生物安全柜内处理相关感染性物质，彻底清洁和消毒离心机套桶。如果在不带有安全套筒的离心机操作，离心过程中发生收集管破裂应关闭电源并且保持离心机盖子关闭30min。如果在机器停止运行后发生了破裂，离心机盖应立即关闭并保持30min。并及时通知本实验室生物安全员采取相应措施	低

3. 病毒分离和传代培养

病毒分离和传代培养风险评估与控制措施见表5-4。

表5－4　病毒分离和传代培养风险评估与控制措施

实验操作	风险	发生概率	发生范围	控制措施	残留风险
1. 样本接种	1. 试管开封、样品转移、吸管吹吸、混合等产生气溶胶；2. 样本转移时，吸头漏液；3. 加样时，感染性液体溅出，污染离心管外部、手臂或生物安全柜台面	中	生物安全柜内	1. 在操作时，动作要小心，以防开盖时试管滑落、打翻或溅出；2. 使用移液器时，确保吸头与移液器连接紧密；3. 使用带滤芯的吸管，动作要轻缓。若滴落在生物安全柜台面应及时消毒处理，以1000mg/L有效氯的次氯酸钠纱布或75%的酒精纱布处理。若皮肤暴露于感染材料，应立即用清水或肥皂水彻底清洗，或用75%酒精洗必泰擦拭消毒，使用清水或肥皂水彻底清洗；粘膜应用大量清水冲洗或0.05%碘伏冲洗。若手接触感染材料，用75%的酒精消毒后脱去手套，换一副新手套，并用75%的酒精纱布擦试管壁，将污染的纱布放在生物安全柜内的垃圾袋内，封口后移出生物安全柜，进行高压处理	低
2. 换液、培养瓶运送和病毒收集、CPE观察	培养物的溅出、泼洒和容器的破碎造成严重污染	中	生物安全柜内或BSL－2核心区内	1. 在操作时，动作要小心，以防开盖时培养瓶滑落、打翻或溅出。使用转运盒将培养瓶运至培养箱进行培养，或者运送进行显微镜观察CPE；2. 应事先在生物安全柜中铺上隔水垫布，若滴落在生物安全柜台面应及时消毒处理，以1000mg/L有效氯的次氯酸钠纱布或75%的酒精纱布处理。若皮肤暴露于感染材料，应立即用清水或肥皂水彻底清洗，或用75%酒精洗必泰擦拭消毒，使用清水或肥皂水彻底清洗；粘膜应用大量清水冲洗或0.05%碘伏冲洗。若手接触感染材料，用75%的酒精消毒后脱去手套，换一副新手套，并用75%的酒精纱布擦培养瓶外表面，将污染的纱布放在生物安全柜内的垃圾袋内，封口后移出生物安全柜，进行高压处理；3. 如在安全柜外发生溢洒，按照实验室意外事故流程进行处理。使用1000mg/L有效氯的次氯酸钠纱布进行覆盖和作用，用纱布从外到内擦拭；4. 如发生容器的破碎，按照实验室意外事故流程进行处理。使用1000mg/L有效氯的次氯酸钠纱布进行覆盖和作用，使用镊子和簸箕清理破碎物	低

表 5-4（续）

实验操作	风险	发生概率	发生范围	控制措施	残留风险
3. 培养物冻存、融化	容器破碎和培养物的泼洒造成严重污染	中	生物安全柜内或BSL-2核心区内	1. 从−80℃冰箱拿出培养物后，在生物安全柜中融化；使用可低温保存的培养板或培养瓶，避免使用玻璃材质； 2. 使用带盖转运盒将培养瓶运至培养箱进行培养； 3. 将装有阳性培养物的培养容器连同防护盒（也可转移至双层自封袋），冻存于−80℃冰箱； 4. 若滴落在生物安全柜台面应及时消毒处理，以1000mg/L有效氯的次氯酸钠纱布或75％的酒精纱布处理。若皮肤暴露于感染材料，应立即用清水或肥皂水彻底清洗，或用75％酒精洗必泰擦拭消毒，使用清水或肥皂水彻底清洗；粘膜应用大量清水冲洗或0.05％碘伏冲洗。若手接触感染材料，用75％的酒精消毒后脱去手套，换一副新手套，并用75％的酒精纱布擦培养瓶外表面，将污染的纱布放在生物安全柜内的垃圾袋内，封口后移出生物安全柜，进行高压处理； 5. 如在安全柜外发生溢洒，按照实验室意外事故流程进行处理。使用1000mg/L有效氯的次氯酸钠纱布进行覆盖和作用，用纱布从外到内擦拭； 6. 如发生容器的破碎，按照实验室意外事故流程进行处理。使用1000mg/L有效氯的次氯酸钠纱布进行覆盖和作用，使用镊子和簸箕清理破碎物	低

4. 乳鼠脑内接种和解剖

乳鼠接种和解剖风险评估与控制措施见表 5-5。

表 5 - 5　乳鼠接种和解剖风险评估与控制措施

实验操作	风险	发生概率	发生范围	控制措施	残留风险
1. 乳鼠脑内接种	1. 样品稀释、吸管混合等发生少量溅出；2. 标本转移时，吸头漏液；3. 脑内接种时，被吸有感染性样本的针头扎伤手指	中	生物安全柜内	1. 使用移液器时，确保吸头与移液器连接紧密；2. 使用带滤芯的吸管，动作要轻缓。若滴落在生物安全柜台面应及时消毒处理，以 1000mg/L 有效氯的次氯酸钠纱布或 75% 的酒精纱布处理。若皮肤暴露于感染材料，应立即用清水或肥皂水彻底清洗，或用 75% 酒精洗必泰擦拭消毒，使用清水或肥皂水彻底清洗；粘膜应用大量清水冲洗或 0.05% 碘伏冲洗。若手接触感染材料，用 75% 的酒精消毒后脱去手套，换一副新手套，并用 75% 的酒精纱布擦试管壁，将污染的纱布放在生物安全柜内的垃圾袋内，封口后移出生物安全柜，进行高压处理；3. 使用针头等锐器时要格外小心。使用后的针头应当直接放入耐刺、防渗漏的利器盒，或者利用针头处理设备进行安全处置，以防刺伤。禁止将使用后的一次性针头重新套上针头套。禁止用手直接接触使用后的针头等锐器	低
2. 乳鼠解剖	1. 取脑组织时，被剪刀和镊子等锐器刺伤手指；2. 脑组织或乳鼠体液污染手套和生物安全柜表面	中	生物安全柜内	1. 使用剪刀和镊子等锐器时要格外小心。使用后的锐器应当直接放入耐刺、防渗漏的利器盒，以防刺伤。禁止用手直接接触使用后的剪刀等锐器；2. 应事先在生物安全柜中铺上隔水垫布，若脑组织或乳鼠体液污染生物安全柜，应及时更换隔水垫布，并以 1000mg/L 有效氯的次氯酸钠纱布或 75% 的酒精纱布处理生物安全柜表面。若皮肤暴露于感染材料，应立即用清水或肥皂水彻底清洗，或用 75% 酒精洗必泰擦拭消毒，使用清水或肥皂水彻底清洗；粘膜应用大量清水冲洗或 0.05% 碘伏冲洗。若手接触感染材料，用 75% 的酒精消毒后脱去手套，换一副新手套，并用 75% 的酒精纱布擦培养瓶外表面，将污染的纱布放在生物安全柜内的垃圾袋内，封口后移出生物安全柜，进行高压处理	

5. 废弃物处理

每次实验结束后，工作人员应按照实验室规定进行清场消毒。可使用适当浓度的有效氯消毒剂或酒精消毒所有用于处理污染性材料的设备和工作表面，实验过程中产生的废弃标本、一次性枪头/离心管、污染锐器、动物尸体、手套/N95 口罩等废弃物应分类包装，放到有废弃物标识的灭菌袋中，经高压灭菌或者等效的消毒处理，保证去污染后，最后交给专业的医疗废物回收机构。

6. 设施、设备等相关的风险

实验室中涉及寨卡病毒实验活动的相关设施、设备，如生物安全柜、离心机、振荡器、CO_2培养箱等，尽管按实验室内部的生物安全管理程序定期地进行管理、维护，但任何生物安全设施、设备均存在出现故障而导致寨卡病毒泄漏的风险，因此在实验活动过程中或实验后处理过程中，除了严格按生物安全二级实验室的工作规范操作外，从事寨卡病毒相关的活动前、活动过程中、活动后均需严密关注各种设施、设备工作是否正常，一旦发现异常情况应立即采取应急生物安全防护措施。可能风险以及控制措施如表5-6。

表5-6 设施设备相关的风险评估与控制措施

仪器名称	可能风险	发生概率	可能后果	控制措施
生物安全柜	气流异常	低	对实验人员及实验室产生高度危险	操作培训，设备定期维护。使用时，观察窗不要抬得过高；柜内尽量少放仪器和物品，不要阻塞后面气口处的空气流通；禁止在柜内使用酒精灯；在柜内的所有工作都要在工作台中央或后部进行，并且通过观察窗能看见柜内的操作；尽量减少操作者后面的人员走动，操作者不要频繁移动及挥动手臂以免破坏定向气流；前面的空气栅格不要被吸管或其他材料挡住；生物安全柜的风扇在工作开始前及操作结束后至少要再运行5min
离心机	离心管发生破裂、气溶胶释放	低	导致人员接触污染	配备离心机有安全套筒，可转移到生物安全柜内处理。或使用生物安全型离心机
振荡器	产生气溶胶、泄漏和容器破裂	低	导致人员、样品接触污染	必须使用塑料的器皿，因为玻璃可能会破裂释放出感染性物质，而且可能伤及操作者。振荡操作结束后，容器应在生物安全柜里才能重新开启
高压灭菌锅	温度不准确	低	灭菌不彻底，导致人员接触污染	操作培训，设备定期维护，使仪器可正常使用。灭菌人员进行适当的生物安全防护，灭菌时使用化学检测卡或生物指示剂进行灭菌效果监测

第三节 实验室消毒处理

搞好实验室消毒与灭菌是预防实验室感染的关键措施。实验室消毒不同于其他场所的消毒，处理含寨卡病毒生物标本，特别是进行寨卡病毒培养、分离与鉴定的实验室污染物比较复杂，如果消毒措施和操作方法不当，有可能会造成意外感染。实验室

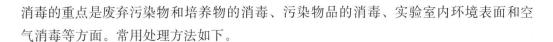

消毒的重点是废弃污染物和培养物的消毒、污染物品的消毒、实验室内环境表面和空气消毒等方面。常用处理方法如下。

一、废弃污染物和培养物的消毒

（一）压力蒸汽灭菌

寨卡病毒污染的废弃物和培养物可装入透蒸汽的污物袋内，或装入不超过 25cm 深的金属盒内，能拆卸的物品（如注射器等）必须拆卸，液体污物可装入 500mL 玻璃瓶内加塞，直接放入下排气压力蒸汽灭菌器内，在 121℃条件下灭菌处理 60min。实验室内压力蒸汽灭菌器的排气口要装高效过滤器。预真空压力蒸汽灭菌器不适合处理瓶装液体污物。压力蒸汽灭菌器操作和日常维护由经培训合格的人员负责，并进行定期预防性维护。

（二）化学消毒法

实验室废弃物一般不主张用化学消毒法，因为不容易消毒彻底。少量废弃物亦可考虑用高效消毒剂处理，如用 1000mg/L 有效氯或过氧乙酸消毒剂浸泡 120min 以上，液体废弃物还应考虑液体对消毒剂的稀释作用。

二、污染物品的消毒

（一）少量小型玻璃器材的处理

在实验室操作中使用的培养瓶、吸管、离心管等器材，用后随手放于盛有消毒剂的桶内，桶内消毒剂可用 5000mg/L 有效氯消毒剂以及 20g/L 戊二醛等。消毒桶内的器材要浸没在消毒液内，盖好桶盖，过夜，压力蒸汽灭菌后，然后清洗干燥。桶内有效氯消毒剂应每日更换，戊二醛可用 1 周。

（二）器材量大或器材本身体积大需要集中处理

实验工作量大的实验室每天所用的器材量比较大，各种器材用后可以放入≤25cm 深的金属盒内，直接放于压力蒸汽灭菌器内，121℃灭菌处理 60min 或 132℃预真空压力蒸汽灭菌处理 10min，然后取出洗刷干净，泡酸、清水冲干净、干燥、包装再经压力蒸汽灭菌。

（三）金属、塑料、一次性用品的处理

一次性用品可直接装入污物袋内，经压力蒸汽灭菌后做一般废物处理；需要反复使用的器材可用 1000mg/L 有效氯消毒剂溶液浸泡 120min 以上，清洗干净之后再干燥灭菌。

（四）污染工作服等的处理

将用过的工作服、裤、帽等物品放入特备的污物袋，禁止翻动；出污染区时加上

双袋（专用医用垃圾袋），并分层扎紧袋口，将污物袋放入实验室的防污灭菌锅高压灭菌后清洗。

（五）防护眼镜处理

将用过的防护眼镜放入1000mg/L有效氯消毒剂中浸泡，120min后取出，用清水冲洗，晾干备用。

（六）仪器表面污染处理

耐腐蚀的仪器表面可用1000mg/L有效氯消毒剂擦拭消毒，金属光洁面可20g/L戊二醛擦拭两遍，60min后将残余的消毒剂擦掉；也可用75％乙醇氯己定溶液擦拭三遍亦可达到满意的效果。

（七）离心管破裂时的处理

含活病毒的样品在离心时，如果发生离心管破裂，应采取以下措施：在没有密闭离心的离心机里，当离心机正在运行时含有潜在危险的小管发生破裂或怀疑破裂时，应关闭动力并保持离心机盖关闭30min。如果在机器停止运行后发生了破裂，应立即关闭离心机盖并保持30min。在随后的清理过程中，为防止感染性材料溅出或气溶胶危害，必须使用面部保护装置（护目镜、面罩），戴双层手套，夹取碎片时要用镊子。所有破裂的离心管、玻璃碎片、套管等都应放到含5000mg/L有效氯消毒剂里，浸泡60min后高压灭菌；未破碎的有盖的管子可单独放到含有上述消毒剂的容器里，60min后再开盖。离心杯、吊篮、十字轴和转子应放入20g/L戊二醛中浸泡120min后，离心机内腔使用75％乙醇或醇复合制剂反复擦拭两次以上后，用水擦洗干净并干燥。清扫用的所有物品都应视为污染废弃物处理。

三、室内表面污染的消毒

现代实验室内部洁净条件比较好，地面和墙壁容易处理，实验台面、桌子、椅子、柜子、门把手、实验记录夹等，通常可用有效氯为1000mg/L的含氯消毒剂进行喷洒、擦拭，作用15min以上，对易腐蚀表面，应及时用清水擦洗以除去残留消毒剂。在特殊污染情况下才需要做上述消毒处理。当实验室内地面和墙壁怀疑被病毒污染或整个被气溶胶污染，需要按终末消毒来处理。常用方法有：地面可先喷洒5000mg/L有效氯消毒剂，30min后再用此溶液擦拭两遍；光滑墙壁可用2000mg/L二氧化氯气溶胶喷雾使墙壁湿润或做擦拭消毒。

四、室内空气消毒

生物洁净实验室使用层流空气可保持室内空气达到生物洁净标准，加之平时用紫外线消毒器加强照射，一般不必做特殊消毒。实验室内空气预防消毒可选用高强度紫外线灯照射消毒或多功能空气消毒器。但在实验室内部产生气溶胶污染了空气，或没有层流通风设备的实验室则需要对实验室内污染空气做终末消毒处理。作为终末消毒性质的处理比较可靠的方法是化学消毒法，常用气溶胶喷雾消毒法。目前认为适合于空气消毒的主要有二氧化氯、过氧乙酸和过氧化氢，采用气溶胶喷雾器，用 2000mg/L 二氧化氯、5000mg/L 过氧乙酸或 30g/L 过氧化氢，按 10mL/m³ 用量进行气溶胶喷雾，密闭作用 60min 即可达到消毒要求。

本章参考文献

1. 魏秋华. 生物安全实验室消毒与灭菌. 中国消毒学杂志. 2015，32（1）：55 - 58.

2. 张流波，杨华明. 医学消毒学最新进展. 北京：人民军医出版社. 2015.

3. 中华人民共和国国家卫生和计划生育委员会. 国家卫生计生委办公厅关于印发寨卡病毒病防控方案（第二版）的通知. 2016 - 04 - 01. http：//www. nhfpc. gov. cn/jkj/s3577/201604/d27c387de74a48668dc895371c97e523. shtml.

4. 中华人民共和国国家卫生和计划生育委员会. 国家卫生计生委办公厅关于印发寨卡病毒病诊疗方案（2016 年第 2 版）的通知. 2016 - 03 - 30. http：//www. nhfpc. gov. cn/yzygj/s3593g/201603/caf676bda9db4c94950126f9cb126b96. shtml.

5. 中华人民共和国国家卫生和计划生育委员会. 卫生部关于印发《人间传染的病原微生物名录》的通知. 2006 - 01 - 27. http：//www. nhfpc. gov. cn/zhuzhan/wsbmgz/201304/64601962954745c1929e814462d0746c. shtml.

6. GB　26366—2010　二氧化氯消毒剂卫生标准.

7. GB　26371—2010　过氧化物类消毒剂卫生标准.

8. GB　27948—2011　空气消毒剂卫生标准.

9. GB　27952—2011　普通物体表面消毒剂的卫生要求.

10. GB　27953—2011　疫源地消毒剂卫生要求.

第六章　监测、预防与控制措施

第一节　监测

寨卡病毒病患者、隐性感染者和感染寨卡病毒的非人灵长类动物是该病的可能传染源。蚊媒（主要为埃及伊蚊，白纹伊蚊、非洲伊蚊和黄头伊蚊也可能传播该病毒）传播为寨卡病毒病的主要传播途径，蚊媒叮咬寨卡病毒感染者而被感染，其后再通过叮咬的方式将病毒传染给其他人，业已证实母婴传播、血液传播和性传播人与人之间的传播也是寨卡病毒病的重要传播途径。包括孕妇在内的各类人群对寨卡病毒普遍易感，曾感染过寨卡病毒的人可能对再次感染具有免疫力。

从 1947 年寨卡病毒被发现至 2007 年以前，寨卡病毒病主要表现为散发，被证实的人类感染病例仅 14 例。随着全球经济往来的日益繁忙，疾病向全球播散的速度越来越快。2007 年 4～7 月，太平洋岛国密克罗尼西亚的雅普岛出现 185 例发热、头痛、皮疹、结膜炎和关节痛等症状的患者，其中 49 例确诊为寨卡病毒感染。之后的数年中，东南亚地区的泰国、柬埔寨、印度尼西亚和新喀里多尼亚相继有散发病例的报告。2013～2014 年，位于南太平洋的法属波利尼西亚发生寨卡病毒暴发疫情，报告病例约 10000 例。进入 2015 年以来，寨卡疫情在全球多个国家暴发，截至 2016 年 5 月 26 日，已有巴西、哥伦比亚、墨西哥等 60 个国家和地区报告了持续进行的蚊虫叮咬传播的寨卡病毒感染疫情。美国、加拿大、丹麦等多个国家和地区报告发现寨卡病毒输入病例，截至 2016 年 6 月 8 日，我国内地报告的输入性病例也已高达 21 例。当前，我国内地尚未发现寨卡病毒病的本地流行暴发。但根据日常监测，寨卡病毒病的主要传播媒介埃及伊蚊、白纹伊蚊在我国多个省份均有分布，其中埃及伊蚊主要分布于我国海南省、广东省雷州半岛、云南省的西双版纳州、德宏州、临沧市以及台湾部分地区，白纹伊蚊则广泛分布于我国辽宁、河北、山西、陕西、甘肃、四川、西藏一线及以南广大区域。近年来，我国多地检验检疫部门还在入境船舶等交通工具中多次发现上述蚊媒的成蚊及幼虫。上述情况表明，在我国部分地区存在着寨卡病毒病流行的条件如果不能在输入性疫情传播的初期进行有效的控制，势必将导致疾病的大规模暴发，加之目前全球尚无针对该病的特异性抗病毒药物和疫苗，疾病的暴发将造成严重后果。因此，加强疫情监测能力，以便及早发现风险因素，发现和控制传染源、切断传播途径、保护易感人群是防止寨卡疫情暴发的关键和重中之重。

一、强化疫情监测能力

(一) 强化疫情信息收集

国家卫生计生及出入境检验检疫机构等部门（以下简称相关部门）应收集来自世界卫生组织（简称 WHO）、我国及其他国家卫生当局和国际卫生机构的疫情通报，我国驻外尤其是驻寨卡疫情流行区国家和地区使馆、通讯社的疫情通报和其他来源（如经官方证实的媒体报道等）疫情信息，掌握第一手疫情资料。

(二) 强化疫情风险评估

相关部门应对疫情信息中的流行病学要素进行统计分析，主要包括：发病数、死亡数、罹患率、死亡率、二代发病率等；病例年龄、性别、职业、国籍、旅行史、蚊虫叮咬史、用药史等；媒介本底密度、种群分布、季节消长、抗药性、布雷图指数、房屋指数、容器指数、病毒携带率等；外来媒介来源地、种类、病毒携带率等，并据此开展风险评估，对寨卡病毒病疫情的传入传出以及扩散危险做出评估，为疫情防控提供指导。

疫情暴发后，相关部门应根据疫情报告，结合日常监测报告等信息，依据《国际卫生条例（2005）》决策程序评估疫情严重程度及传播危险，进一步判断其是否属于应向世界卫生组织通报的事件，如是则应通过国家归口单位向世界卫生组织报送。

(三) 强化疫情预警机制

相关部门应根据风险评估结果，及时发布疫情预警，指导地方及口岸相关部门依据预警信息，采取加强日常监测频次、完善预防性措施和疫情报告制度，加强疫情处置能力等应急措施。

二、强化专业人员技能

(一) 强化技能培训，提高疾病识别能力

相关部门应通过开展专业技能培训和购置相应仪器设备，提高寨卡病毒病识别能力。如旅游、交通、民航和铁路等部门应加强交通工具从业人员、导游等对旅途中旅客出现不适症状的观察，提升对可疑病例的识别判断能力；检验检疫部门应在口岸现场配备红外体温监测仪等必要设备及流行病学调查室等必要设施，加强对来自寨卡病毒病流行区有疑似症状病人的筛查，尽早发现疑似病例；医疗部门应注重提升临床医疗人员对发热、皮疹（多为斑丘疹）、关节痛、肌肉痛、结膜炎等临床症状疾病的鉴别

诊断能力；疾病控制部门应强化人群监测中的对寨卡病毒病的流行病学调查和疫情处置能力。

（二）逐步建立寨卡病毒检测能力

相关部门应建立和逐步推广寨卡病毒的实验室检测技术，做好实验室技术和试剂储备。通过参加国家认监委组织的能力验证项目等措施，逐步提高基层疾病预防控制中心及医疗机构对该病的实验室检测能力，以应对可能发生的疫情；检验检疫部门口岸实验室应具备蚊种鉴定和寨卡病毒核酸检测等技术能力。

三、强化口岸监测

（一）监测场所和对象

1. 监测场所

在口岸入出境旅检通道及服务区等场所设立口岸监测点，重点为所在地存在埃及伊蚊、白蚊伊蚊等媒介孳生、曾发生登革热等蚊媒传染病流行、或与寨卡病毒病流行区通航的口岸。

2. 监测对象

（1）入出境人员、入出境交通工具运营商及员工，尤其是来自或最近14天内曾经到过寨卡病毒病流行区的。

（2）易藏匿媒介的入出境交通工具、集装箱、货物、行李、邮包等，尤其是来自或最近14天内曾经在寨卡病毒病流行区周转的（见图6-1）。

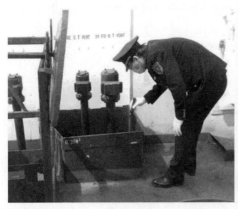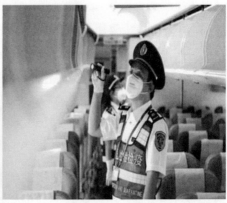

图6-1　检疫人员登交通工具监测蚊媒

（3）口岸范围内或周边400m环境内媒介易孳生处，如旅客出入境大厅、货物储存区，集装箱装卸区、邮包业务区、交通工具停靠区及各种水体。

(二）监测内容

1. 人群监测

尽早发现可能出入境的寨卡病毒病疑似病例，及时收集统计包括来自或前往寨卡病毒病流行区人员数量、发病数、死亡数、罹患率、死亡率、二代发病率等，确诊病例年龄、性别、职业、国籍等及其他疫情风险评估关注的重要因素。

2. 媒介监测

尽早发现可能出入境的寨卡病毒病传播媒介，及时收集统计主要包括外来媒介来源地、种类、媒介本底密度、种群分布、季节消长、抗药性、布雷图指数、房屋指数、容器指数、病毒携带率等及其他疫情风险评估关注的重要因素。

(三）监测方式

1. 人群监测

按照质检总局《口岸传染病排查处置基本技术方案》等要求开展人群监测工作，包括：

（1）在口岸入出境旅检通道设立红外体温监测仪、开展医学巡查、医学排查、流行病学调查等措施开展人群监测（见图 6-2）。

（2）在口岸服务区等其他场所，通过登交通工具检疫查验、接受主动申报、提供健康咨询，开展流行病学调查等措施开展人群监测。

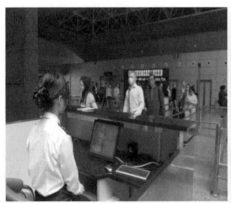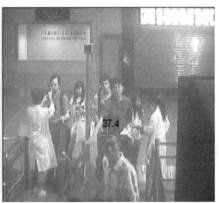

图 6-2 开展口岸出入境人群监测工作

2. 媒介监测

（1）日常监测

按照国家质检总局《口岸伊蚊监测方案（试行）》、SN/T 1300《国境口岸蚊媒监测规程》、SN/T 1560《入出境船舶医学媒介生物监测规程》等要求开展口岸蚊媒监测工作，了解蚊虫孳生环境、伊蚊种群分布、孳生地和密度的动态变化（见图 6-3）。根据需要采集足够数量的蚊媒标本，并进行分类编号，每10～20只一份，送实验室进行种类鉴定及带毒检测。一旦发现蚊媒指数偏高或检出携带寨卡病毒的蚊媒时，相关单位须进行孳生地清除工作，开展预防性灭蚊。

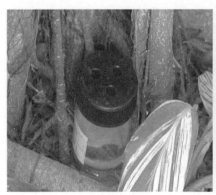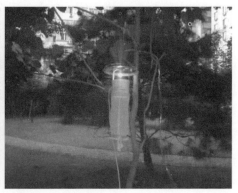

图6-3　在监测区域布防蚊媒监测用具

（2）应急控制

在口岸发现寨卡病毒疑似病例时，应在口岸及周边400m范围内开展媒介密度、带毒情况调查，评估疫情播散的风险。具体方法为调查上述区域内50～100户居民，检查室内外所有积水容器及伊蚊幼虫孳生情况，计算布雷图指数、容器指数。每3天进行一次，同时，捕捉媒介分离病毒，鉴定型别，以分析疫情发展趋势和评估媒介控制效果。

同时应对携带疑似病例的入出境交通工具等进行防蚊灭蚊并实施有效卫生处理，处理方法应遵照SN/T 1758《出入境卫生检疫卫生处理通用规程》等有关文件规定。

（四）监测频次

1. 人群监测

所在地存在媒介孳生、曾发生寨卡病毒病或其他蚊媒传染病流行、或与寨卡病毒病流行区通航的口岸，人群监测工作应常年进行。其余口岸重点监测时段为寨卡病毒病及其媒介高峰季节，一般为夏、秋两季。

2. 媒介监测

海南、广东、广西、云南、福建口岸的媒介监测可常年进行，其他口岸应在媒介高峰期进行，埃及伊蚊密度高峰通常为5～10月，白纹伊蚊密度高峰通常为6～8月。成蚊每月监测两次，间隔约为15天，幼虫每月监测1次，间隔约为30天，遇雨天、台风等恶劣天气应顺延监测。境内外疫情暴发或在口岸发现带毒媒介时，应加大监测频次，成蚊每月上旬、中旬、下旬各监测1次，幼虫每月监测2次。

对来自或最近14天内曾经在寨卡病毒病流行区周转的入出境交通工具、集装箱、货物、行李、邮包等应实施每航次 1 监测。

四、强化境内监测

(一) 人群监测

1. 病例监测与早期发现

各级医疗机构发现有发热、皮疹（多为斑丘疹）、关节痛、肌肉痛、结膜炎等症状的患者或检验检疫系统移交的疑似病例，应注意了解患者的流行病学史（尤其是流行地区旅行史），考虑本病的可能，开展鉴别诊断，并及时采样送检。此外，对于新生儿出现小头畸形的产妇，如有可疑流行病学史，也需考虑寨卡病毒感染的可能。

2. 流行病学调查

对相关病例进行个案调查，重点调查其发病前 2 周的活动史，查明可疑感染地点，寻找感染来源；同时调查发病后一周的活动史，开展病例搜索，评估发生感染和流行的风险。

3. 病例搜索

对于输入病例，应详细追查旅行史，重点在与其共同出行的人员中搜索。如病例从入境至发病后 1 周曾在本县（区）活动，还应在其生活、工作区域搜索可疑病例。

在出现本地感染散发病例时，以病例住所或与其相邻的若干户、病例的工作地点等活动场所为中心，参考伊蚊活动范围划定半径 200m 之内空间范围为核心区，1 例感染者可划定多个核心区，在核心区内搜索病例。可根据城区或乡村不同建筑类型，推测伊蚊活动范围，适当扩大或缩小搜索半径。

(二) 蚊媒监测

有本病传播媒介分布的地区，除做好上述工作外，还需做好媒介监测与控制工作。

1. 日常监测与控制

卫生计生部门负责领导并组织当地疾病预防控制机构开展以社区为基础的伊蚊密度监测，包括伊蚊种类、密度、季节消长等。日常监测范围、方法及频次要求同登革热，可参照《登革热媒介伊蚊监测指南》中的常规监测进行。

当发现媒介伊蚊布雷图指数及诱蚊诱卵器指数超过 20 时，应及时提请当地政府组织开展爱国卫生运动，清除室内外各种媒介伊蚊的孳生地及开展预防性灭蚊运动，降低伊蚊密度，以降低或消除寨卡病毒病等蚊传疾病的暴发风险。

2. 应急监测与控制

在伊蚊活动季节发现输入或本地感染寨卡病毒病病例时，应启动应急监测。媒介伊蚊应急监测区域、方法及频次要求同登革热，可参照《登革热媒介伊蚊监测指南》中的应急监测进行。

当有寨卡病毒病病例出现且以疫点为圆心 200m 半径范围内布雷图指数或诱蚊诱卵指数≥5、警戒区（核心区外展 200m 半径范围）≥10 时，或布雷图指数或诱蚊诱卵器指数大于 20 时，应启动应急媒介伊蚊控制。媒介伊蚊应急控制要点包括：做好社区动员，开展爱国卫生运动，做好蚊虫孳生地清理工作；教育群众做好个人防护；采取精确的疫点应急成蚊杀灭等，通过综合性的媒介伊蚊防控措施，尽快将布雷图指数或诱蚊诱卵器指数控制在 5 以下。

五、联防联控

卫生计生部门、疾病控制、检验检疫、医疗、旅游、交通、民航和铁路等部门应建立疫情联防联控机制，及时发现、报告和联合处置寨卡病毒病疫情。各部门一旦发现寨卡疑似疫情，应按照本章第二节、第三节所述开展疫情控制措施，并相互通报，共同做好疫情调查和处置。

六、疫情报告

（一）日常监测报告

相关部门应定期对日常监测取得的结果进行汇总分析，为风险评估提供依据，主要包括：监测时间、地点、内容、方法等；口岸地理、气候、生境等；入出境交通工具、集装箱、货物、行李、邮包等的种类及名称，来源地及目的地等；重点监测内容的监测结果等。

（二）疫情发生报告

（1）检验检疫机构发现寨卡病毒病疑似病例、确诊病例或带毒媒介后，应在 24h 内通过口岸卫生检疫业务信息管理系统上报，并以电话形式报告上级检验检疫机构及当地卫生计生主管部门。符合《国家突发公共卫生事件相关信息报告管理工作规范（试行）》要求的，按照相应的规定进行报告。

（2）各级各类医疗机构发现寨卡病毒病疑似病例、临床诊断病例或确诊病例时，应于 24h 内通过国家疾病监测信息报告管理系统进行网络直报，报告疾病类别选择"其他传染病中的寨卡病毒病"，如为输入性病例须在备注栏注明来源地区，统一格式为"境外输入/×国家或地区"或"境内输入/×省×市×县"。

各县（区）内出现首例病例，按照突发公共卫生事件要求在 2h 内向所在地县级卫生计生行政部门报告，并同时通过突发公共卫生事件信息报告管理系统进行网络报告。接到报告的卫生计生行政部门应当在 2h 内向本级人民政府和上级卫生计生行政部门报告。

第二节　控制传染源

卫生计生部门、疾病控制、检验检疫、医疗、旅游、交通、民航和铁路等部门应联防联控，共同做好寨卡病毒病患者、隐性感染者和感染寨卡病毒的非人灵长类动物等传染源控制工作。

一、口岸传染源控制

（一）流行病学调查

在口岸发现寨卡病毒病疑似病例时，口岸检验检疫人员应首先做好个人防护，对疑似病例开展流行病学调查，调查内容主要包括：病例的基本情况、发病前旅行史、发病后活动范围、蚊虫叮咬史、既往症状及就诊情况、现时症状体征、后续实验室诊断和诊疗情况等，并依据流行病学调查结果填写《寨卡病毒病病例个案调查表》。

（二）样本采集

判断为疑似病例时，在经本人同意并签署《采样知情同意书》的前提下，采集其血液、尿液或者唾液等样本送有条件的实验室进行检测。

如果样本 48h 内可以被处理，2～8℃冷藏保存；血清应分离出来单独储存。全血标本不能冷冻保存，以免造成溶血，影响实验室结果。不能及时检测的标本应尽快放于−70℃以下超低温冰箱保存。

标本运送时采用低温冷藏运输，避免冻融。样本运输应遵守国家关于三类病原体的相关生物安全规定。

（三）病例转运

尽快将判定为寨卡病毒病疑似病例的患者用装备防蚊设施的救护车辆转运至指定医院接受不少于 7 天的隔离治疗，并将相关情况立即通报指定医院及地方卫生计生部门。疑似病例转运前应将其临时隔离在经过彻底灭蚊并装有防蚊设施的医学隔离室。

判断为其他传染病感染可能的，按相关规定执行；排除传染病感染可能，在发放就诊方便卡后放行。

二、境内传染源控制

1. 流行病学调查

地方卫生计生部门及疾病控制部门在接到检验检疫机构通报的病例报告后，应立即组织专业人员开展调查，分析感染来源，搜索可疑病例，评估进一步发生感染和流行的风险。

发现本地感染病例时，地方卫生计生部门及疾病控制部门应开展病例的主动搜索以及蚊媒应急监测，分析疫情动态，评估流行趋势，及时提出有针对性的控制措施。

对所有散发病例及暴发疫情的指示病例、首发病例、重症、死亡病例，以及因查明疫情性质和波及范围需要而确定的调查对象，均按照《寨卡病毒病流行病学个案调查表》进行详细个案调查。疫情性质确定后发生的后续病例可使用《寨卡病毒病入户调查登记表》收集相关流行病学信息。

2. 院内控制

对急性期病例必须采取防蚊隔离措施，防蚊隔离期限从发病日起不少于 7 天，且应持续到发热症状消退。重症病例应住院治疗。

医疗卫生人员在开展诊疗及流行病学调查时，应采取标准防护。在做好病例管理和一般院内感染控制措施的基础上，医疗机构应落实防蚊灭蚊措施，防止院内传播。

第三节　控制传播媒介

疫情发生后，各部门在进行病例管理、病例搜索、蚊媒应急监测的同时，要针对当地的不同蚊种、孳生地特点尽快采取灭蚊和清除蚊虫孳生地等措施，以降低成蚊或幼蚊密度。当有寨卡病毒病病例出现，且以疫点为圆心半径 200m 范围内布雷图指数或诱蚊诱卵器指数≥5、警戒区（核心区外展 200m 半径范围）布雷图指数或诱蚊诱卵器指数≥10，或布雷图指数或诱蚊诱卵器指数≥20 时，应启动应急媒介蚊虫控制，尽快将布雷图指数或诱蚊诱卵器指数控制在 5 以下，防止蚊媒携带病毒造成新的传播。

对来自寨卡病毒病流行区的交通工具、货物、集装箱、行李、邮件、快件等，无法提供有效灭蚊证明，或者在检疫查验时发现有活的蚊虫，或者装载物为废旧物品，或者疑似寨卡病毒病病例或患者停留过的场所，需要实施蚊虫控制措施。媒介蚊虫控制主要措施为紧急施药和清除伊蚊孳生地。

一、紧急施药

根据病例流行病学调查资料，在可能引起传播的区域，选择适用药剂立即施药，采用超低容量喷雾法、滞留喷洒法或投放缓释剂药物杀灭成蚊、幼虫（见图 6 - 4）。疫点采用超低容量喷雾法，开始每 3 天处理 1 次，连续处理 3 次，以后每周 1 次，直至应急程序结束；警戒区开始与疫点同步处理 1 次后，再根据蚊虫监测结果考虑是否再进行处理。此后根据蚊媒密度监测结果和疫情进展情况选择频次。在疫点范围内重要的蚊虫孳生栖息场所进行重点滞留喷洒。要防止不必要的过度用药，布雷图指数或诱蚊诱卵器指数符合防控要求的场所，仍以清积水为主，必要时再采取化学防治杀灭成蚊。

对于来自寨卡病毒病本地传播国家和地区的交通工具、货物、集装箱、行李、邮件、快件等，需要实施媒介蚊虫控制，可采用空间喷雾法、滞留喷洒法或熏蒸法进行处理。

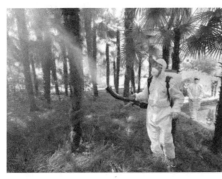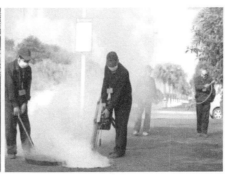

图 6-4　实施灭蚊措施

（一）航空器

可采用空间喷雾除蚊法对航空器进行灭蚊处理。选择合适的药剂（见表 6-1），根据灭蚊空间的容积计算用药量（常见航空器客舱、货舱、驾驶舱容积见表 6-2）；喷洒杀虫剂于机舱、配餐间（不要喷到实物、配餐台面、食物容器上）、卫生间、行李架、座位底部等所有能隐匿蚊虫的部位；喷洒结束，清理所用除虫用具及未用完杀虫剂；药剂作用 20min 后，对除虫部位进行全面检查清理，采集虫样，送实验室鉴定、检测。

表 6-1　常见航空器杀虫药剂

序号	药剂	有效成分	使用方法
1	2%卡灵顿航空杀虫气雾剂 A 型	2%氯菊酯	根据检疫要求在客舱内喷雾使用
2	2%卡灵顿航空杀虫气雾剂 C 型	2%氯菊酯、2%右旋苯醚菊酯	根据检疫要求在货舱内喷洒使用，确保喷洒不受任何货物的阻碍
3	2%皆乐牌杀虫气雾剂	2%右旋苯醚菊酯	拔去产品塑盖正向持直，摇动数下，按照 0.35 g/m³ 施药
4	飞机杀虫气雾剂	2%右旋苯醚菊酯	按照机舱面积适量喷雾，使用后人员立即离开，再次进入必须充分通风
5	杀虫气雾剂	2%氯菊酯	按机舱面积向空间适量喷雾，20min 后，充分通风

表6-2 常见航空器的客舱、货舱及驾驶舱容积　　　　　　（单位：m³）

飞机型号	客舱总容积	货舱总容积		驾驶舱容积
		前舱	后舱	
三叉戟	125.7	13.7	7.4	约7.0
波音707	228.5	23.6	24.5	约7.0
波音737	131.2	24.7	5.4	约6.0
波音747	789.0	18.4	68.6	约9.5
波音757	374.4	76.8	36.9	约7.0
波音767	369.6	101.9	32.2	约8.0
空客320	150.0	13.0	28.0	约7.0
空客321	180.0	22.0	21.0	约7.0

（二）船舶、列车、车辆、散装货物、口岸场所

（1）首先对船舶、列车、车辆、散装货物、口岸场所等存在的积水进行处理，然后实施灭蚊，彻底杀灭各类蚊成虫、幼虫、卵；对于无法清除的蚊虫孳生场所，选择合适的蚊幼杀虫剂（见表6-3），使用手动压缩式喷雾器等向非饮用水容器内、四周及邻近的表面喷洒，或将颗粒剂、缓释剂释放到非饮用水中；对于饮用水，按容器的容积计算，使用不超过1mg/L剂量的双硫磷进行处理，投入水中即可。

表6-3 卫生处理常用杀蚊幼剂

序号	药剂	有效成分	使用方法参考图书规范编制指南要求
1	双硫磷	有机磷	按有效成分（5.6～11.2）mg/m² 计算药量，投入水中或用水稀释后喷洒
2	倍硫磷	有机磷	按有效成分（2.2～11.2）mg/m² 计算药量，投入水中或用水稀释后喷洒
3	苏云金杆菌	生物农药	按有效成分（1～5）mg/L 计算用量，稀释后喷洒使用
4	吡丙醚	昆虫生长调节剂	按有效成分（0.5～1.0）mg/m² 计算用量：颗粒剂直接投入水中使用；水乳剂喷洒使用
5	灭幼脲	昆虫生长调节剂	按照1mg/m² 计算药量，将药液稀释后，摇匀，喷洒
6	灭幼宝	昆虫生长调节剂	按照10mg/m² 计算药量，将药液稀释后，摇匀，喷洒
7	安备	双硫磷1%	投入水中使用：干净水体（0.5～1）g/m²，中度污染水体（1～2）g/m²，重度污染水体（2～5）g/m²

（2）选择适用的杀虫剂（见表6-4），配制好相应浓度的药液，使用超低容量喷雾器进行喷洒。

船舶：喷洒生活起居部位、货舱等密闭空间，先包围式喷洒，边退边喷洒室内舱壁、舱顶和舱室四周角落；船舶外周围空间也采用喷洒法。

列车、车辆：由外开始喷洒，然后进入列车、车辆，由密闭车厢一侧以后退方式，先上后下，先两侧后中间均匀地喷洒于车厢内空间，使药液尽可能悬浮在空中。

置放于密闭空间的散货：根据货物的面积确定使用剂量，按照药剂使用方法，使用压缩式喷雾器对货物进行由四周向中心、由下至上的喷洒。

口岸场所：根据灭蚊区域核计用药量，以后退的方式均匀喷洒被污染区域。

（3）喷洒结束，杀虫剂作用 30min 后，进行通风，并对除虫部位进行全面检查清理，采集虫样，送实验室鉴定。

表6-4　口岸灭蚊处理常用杀虫药剂

序号	药剂	有效成分	使用方法
1	绿缘保杀虫水乳剂	2％胺菊酯、2.4％高效氯氰菊酯、1.4％右旋反式苯氰菊酯	滞留喷洒，用前摇匀，按照制剂用药量 0.5 g/m² 计算药量，用水稀释后，进行喷洒
2	6％灭得优杀虫乳油	3％高效氯氰菊酯、3％富右旋反式烯丙菊酯	滞留喷洒，按照药量 33mL/m² 计算药量，用水稀释 100 倍后，混匀使用
3	高效氯氟氰菊酯	水分散粒剂：2.5％高效氯氟氰菊酯	滞留喷洒，按制剂 2 g/m² 计算药量，用水稀释 25 倍后，混匀使用
4	高效氯氟氰菊酯	液体：2.5％高效氯氟氰菊酯	滞留喷洒，按照制剂用药量（0.8～1.2）g/m² 计算使用药量，水稀释 100～200 倍后，混匀使用
5	高效氯氰菊酯	5％高效氯氰菊酯	滞留喷洒，按照 50mg/m² 计算药量，将药液稀释 30 倍后，摇匀使用
6	4.5％高效氯氰菊酯	4.5％高效氯氰菊酯	滞留喷洒，按照 44mL/m² 计算药量，将药液稀释 100 倍后，摇匀使用
7	奋斗呐	顺式氯氰菊酯 100g/L	滞留喷洒，按照（10～20）mg/m² 计算药量，进行喷洒
8	0.45％神网牌杀虫喷射剂	二氯苯醚菊酯 0.3％、益必添 0.15％	使用前摇匀，喷头调节帽可调节雾状、水柱两种喷射状态（雾状喷墙面和地面，水柱喷天花板等高处）。直接对墙壁、门窗、物体表面等喷洒即可

（三）集装箱及其货物

（1）集装箱熏蒸要在专用场地进行，与生活区和工作区的距离不少于 50m，集装箱间距不少于 50cm。

（2）将感温头插入货物内部，停留 10min，检测货物内部温度。若大气温度低于货物内部温度 5℃以内或高于货物内部温度，以货物内部温度为熏蒸温度；若气温低于货物内部温度 5℃以上，则以货物内部温度和气温的平均值为熏蒸温度。

当熏蒸温度低于5℃时，集装箱不需要进行熏蒸（或可采用硫酰氟熏蒸，硫酰氟沸点在 -55℃）；当熏蒸温度介于 $5\sim15$℃或投药量大于 3kg 时，溴甲烷熏蒸应采用药剂汽化装置投药，汽化装置水温不低于 65℃。

（3）选择适用的熏蒸剂（见表6-5）和器械；在箱门中缝顶部插入投药专用插针，用黏胶带密封集装箱的前后通气孔及所有漏气缝隙，如密封插针与投药管、投药管与钢瓶嘴的连接处，确保集装箱无泄漏；进行施药。

（4）达到作用时间后，工作人员穿戴防护装置，将箱门打开，进行通风散气，直至浓度降到安全范围；检查清理，采集虫样，送实验室鉴定、检测。

表6-5　口岸常用熏蒸剂及其处理剂量

集装箱内物品	熏蒸剂	熏蒸剂量/（g/m³）	作用时间/h
废旧物品、木材	硫酰氟/溴甲烷	5/24	24
不锈钢、黄铜、铝、锌、银；各类橡胶、塑料照相用品和许多工艺品	硫酰氟	5	24
纺织品、羊毛、羊皮、牛皮、马皮	硫酰氟	8	5
豆类、淀粉	硫酰氟	3	24
精密仪器、医疗器材	硫酰氟	5	24
粮食、种子、水果、椰壳纤维食品原料、密封的预包装食品（如饼干等）	溴甲烷	10	12
黄油、奶油、脂肪、食用油（仅限于保存于密封铁罐内）	溴甲烷	10	12

（四）操作要求

（1）操作人员需经过培训上岗时，应取得相应的操作资格；在实施灭蚊卫生处理前，要熟知操作流程；根据处理方案，准备相应的除虫药剂、施药器械等物品，并做好相应的个人安全防护；施药结束后，在明显处粘贴警示标识，内容包括药剂名称、施药时间、开门通风时间、施药单位及其他注意事项等，防止无关人员误入中毒。

（2）滞留喷洒法是把持效期长的杀虫剂药液喷洒在船舶、列车、车辆、散装货物、口岸场所的墙壁、门窗、天花板等蚊虫出没处，使药剂滞留在上述物体表面上，维持较长时期的药效，操作时注意喷洒均匀。

（3）对疑似寨卡病毒病病例或患者乘坐的交通工具，要先进行封锁，停靠到指定范围；然后进行灭蚊处理（客舱喷洒时避开旅客）；最后解除封锁，通风散气，下客、卸货。

（4）除蚊处理完成后没有发现活的蚊虫，或者处理前放置的虫样全部死亡，为合格。

（5）操作人员如发现头晕、恶心、呕吐等相应的中毒症状，应立即离开现场至通风良好处休息，重者应立即送医院进行治疗。

二、清除伊蚊孳生地

在需要启动应急媒介蚊虫控制的区域，开展清除伊蚊孳生地工作。伊蚊孳生于干净的小水体中，如水缸、水盆、轮胎、花盆、花瓶等积水容器中，清除积水、翻盆倒罐等清除蚊虫孳生地，降低伊蚊密度，以降低或消除寨卡病毒病等蚊媒传染病的暴发风险。

三、效果评估

开展灭蚊工作后，要对媒介控制效果进行评估。当疫情得到有效控制，在 1 个月内无新发病例，以及布雷图指数和诱蚊诱卵指数降到 5 以下时，可结束本次应急处理工作。

第四节　保护易感人群

一、强化健康宣教工作，提高群众防病治病意识

（一）做好境内公众健康宣教工作

相关部门要重视做好日常公众健康宣教工作，向公众传播普及有关防治知识，指导公众采取正确的预防行为，提高个人和群体的预防保护能力。

存在流行风险的地区应采取多种有效形式，以通俗易懂的方式开展健康教育活动。宣传要点包括：寨卡病毒病由伊蚊（俗称花斑蚊或花蚊子）叮咬传播；伊蚊在水缸、水盆、轮胎、花盆、花瓶等积水容器中繁殖；清除积水、翻盆倒罐，清除蚊虫孳生地可以预防寨卡病毒病流行；在发生疫情的地区要穿长袖衣裤，在身体裸露部位涂抹防蚊水、使用驱蚊剂或使用蚊帐、防蚊网等防止蚊虫叮咬。

除一般旅行健康提示外，各地卫生计生部门应协助外交、商务、旅游、交通及检验检疫等部门做好前往寨卡病毒病流行区旅行者和海外中国公民的宣传教育和健康提示，尤其是应提醒孕妇及计划怀孕的女性谨慎前往寨卡病毒病流行的国家或地区，如确需赴这些国家或地区时，应严格做好个人防护措施，防止蚊虫叮咬。若怀疑可能感染寨卡病毒时，应及时就医，主动报告旅行史，并接受医学随访。

（二）加强口岸出入境宣传工作

利用候机厅、候船厅、候车厅、保健中心等场所向出入境人员传播普及有关防治

知识，指导出入境人员采取正确预防行为，提高个人和群体预防保护能力。

指导口岸范围内各单位及民众翻盆倒罐，清除媒介孳生地。及时清除居室内外无用的贮水容器，如废旧轮胎、空饮料瓶、破缸和水罐等，并定期更换水缸、花盆、罐及其他小型容器的储水，家用的水缸和贮水池应加盖并经常清洗。

指导出入境人员采用驱蚊剂、穿着长袖衣物或使用蚊帐等措施防止蚊虫叮咬。尤其是前往寨卡病毒病流行区的旅游者更要提高防范意识，防止境外感染。一旦出现可疑症状，应主动就诊并将旅游史和蚊虫叮咬史告知医生，并向检验检疫机构报告。

（三）疫情暴发时的强化宣传

在发生寨卡病毒病疫情时，相关部门要立即开展广泛深入的宣传和动员工作，发动疫区附近相关单位和广大群众，消除恐慌情绪，大力开展爱国卫生运动，整治环境和清除蚊虫孳生地。

二、研制疫苗

通过接种特异性疫苗疫苗，是预防感染寨卡病毒病的手段之一。目前，寨卡病毒病尚没有成熟可靠，已投入大规模人群使用的疫苗产品，特异性疫苗尚研制正处于实验研究阶段。正在研制中的寨卡病毒病疫苗可以分为两种：一是"减毒活疫苗"，二是"灭活疫苗"。其中第二种疫苗最有可能投入使用，因为后者对于怀孕妇女构成的风险最小。

2016 年 2 月 12 日，据世界卫生组织宣称，寨卡病毒病疫苗问世至少还要 18 个月的时间。迄今为止，该组织发现大约有 15 个药品制造商或诊疗机构正在试图攻克寨卡病毒疫苗这一难关。其中美国和印度的两家机构在这一领域的工作似乎处于领先位置。世界卫生组织专家基尔尼表示目前疫苗研制的实验阶段还处在一个非常基本的水平，在进入下一阶段之前，在扩大生产、毒性实验、效力和免疫原性水平方面还有许多工作要做，关于疫苗安全性和有效性的一期临床实验有望在年底实现。此外，就疫苗何时能够投入广泛应用，美国国家过敏症和传染病研究所所长安东尼·福奇并不乐观，他提到"也许未来几年也无法实现"，巴西圣保罗的布坦坦研究所也认为相关疫苗研发需要 3～5 年的时间。

与此同时，面对疫情的凶猛和疫苗的空缺，医药界一场研发寨卡疫苗的战役已经打响，多个研发团队纷纷加快疫苗研发进度。法国最大的制药公司赛诺菲（Sanofi）表示，公司已经启动了一项研发寨卡病毒病疫苗的项目，将利用公司已有的开发类似病毒疫苗的经验来研制疫苗，但至少需要 3 年的时间才能完成临床试验；美国生物医药公司纽琳基因公司（NewLink Genetics）也表示，正在研究寨卡病毒感染的治疗方法。此前该公司曾和默克公司（Merck Co）开发出了埃博拉病毒疫苗，并在临床试验中被证明有效，公司首席执行长 Charles Link 表示，目前公司还没有对任何寨卡病毒病疫苗进行人体试验，研制还需要一段时间；英国制药企业葛兰素史克（GlaxoSmithKline）近期也表示将评估现有的科研平台是否也能开发寨卡病毒病疫苗；2016 年 1 月 28 日，一个由美国宾夕法尼亚大学、加拿大拉瓦尔大学，美国 Inovio 制药公司以及韩国 GeneOne 生命科学公司组成的疫苗联合研发团队表示，寨卡病毒病疫苗有望在年底投入应急使用。团队首席科学家加里·科宾杰接受路透社采访时说，第一阶段人体测试将在 8 月进行，如果成功，疫苗或许能在 10 月或 11 月投入应急使用。Inovio 制药公司首席执行官约瑟夫说："这将成为首个开始人体测试的寨卡病毒病疫苗"；2016 年 5 月 16 日，美国德克萨斯大学医学部裴勇石团队开展寨卡病毒遗传工程，实现了在试管和培养皿中培养病毒，这意味着科学家可以研发适应于病毒的疫苗，也可用来测试疫苗的有效性。正在研发寨卡病毒病疫苗的牛津大学詹纳研究所副教授 Arturo Reyes‐Sandoval 认为新的克隆病毒推动疫苗的研制工作。目前，虽然有关寨卡病毒病疫苗的研制仍然停留在实验阶段，但是为保护易感人群免受疾病困恼指出了发展方向。

本章参考文献

1. Oladapo OT，Souza JP，De Mucio B，et al. WHO interim guidance on pregnancy management in the context of Zika virus infection. Lancet Glob Health，2016，4（8）：e510‐1.

2. SN/T 1241—2003：入出境黄热病染疫列车卫生处理规程.

3. SN/T 1267—2003：入出境航空器除虫规程.

4. SN/T 1275—2010：入出境船舶除虫规程.

5. SN/T 1281—2003：入出境集装箱及其货物除虫规程.

6. SN/T 1300—2003（2011）：国境口岸蚊媒监测规程.

7. SN/T 1302—2003：入出境散装货物除虫规程.

8. SN/T 1415—2004（2012）：国境口岸医学媒介生物控制标准.

9. SN/T 1416—2004（2012）：国境口岸灭蚊规程.

10. SN/T 1432—2004（2012）：入出境列车医学媒介生物监测规程.

11. SN/T 1553—2005（2009）：入出境航空器医学媒介生物监测规程.

12. SN/T 1560—2005（2009）：入出境船舶医学媒介生物监测规程.

13. SN/T 1596—2005：入出境车辆医学媒介生物监测规程.

14. SN/T 1758—2006（2010）：出入境卫生检疫卫生处理通用规程.

15. SN/T 2778—2011：入出境虫媒传染病受染船舶卫生处理规程.

16. WHO. Information for travellers visiting Zika affected countries，2016‐05‐

31. http：//www. who. int/csr/disease/zika/information – for – travelers/en/.

17. WHO. Risk communication and community engagement for Zika virus prevention and control. 2016 – 03 – 11. http：//www. who. int/csr/resources/publications/zika/community – engagement/en.

18. WHO. Situation report ZIKA virus microcephaly Guillain – Barre Syndrome. 2016 – 06 – 09. http：//apps. who. int/iris/bitstream/10665/208877/1/zikasitrep ＿ 9Jun2016 ＿ eng. pdf? ua＝1.

19. WHO. Surveillance for Zika virus infection，microcephaly and Guillain – Barré syndrome. 2016 – 04 – 07. http：//apps. who. int/iris/bitstream/10665/204897/1/WHO ＿ ZIKV ＿ SUR ＿ 16. 2 ＿ eng. pdf? ua＝1.

20. WHO. WHO public health advice regarding the Olympics and Zika virus. 2016 – 05 – 28. http：//www. who. int/mediacentre/news/releases/2016/zika – health – advice – olympics/en/.

21. WHO. Zika virus outbreak global response. 2016 – 07 – 15. http：//www. who. int/emergencies/zika – virus/response/en.

22. 国家质量监督检验检疫总局. 关于印发口岸传染病排查处置及核辐射事件监测处置等技术方案的通知.

23. 国家质量监督检验检疫总局. 口岸伊蚊监测方案（试行）.

24. 中华人民共和国国家卫生和计划生育委员会. 国家卫生计生委办公厅关于印发寨卡病毒病防控方案（第二版）的通知. 2016 – 04 – 01. http：//www. nhfpc. gov. cn/jkj/s3577/201604/d27c387de74a48668dc895371c97e523. shtml.

25. 中华人民共和国国家卫生和计划生育委员会. 国家卫生计生委办公厅关于印发寨卡病毒病诊疗方案（2016 年第 2 版）的通知. 2016 – 03 – 30. http：//www. nhfpc. gov. cn/yzygj/s3593g/201603/caf676bda9db4c94950126f9cb126b96. shtml.

第七章 寨卡疫情防控措施

截至 2016 年 6 月 15 日，世界卫生组织通报 60 个国家和地区存在持续的蚊媒传播，其中，52 个国家和地区报告寨卡病毒病本地传播病例，10 个国家报告寨卡病毒人际传播的证据，我国也出现寨卡输入性病例。国境口岸做好疫情防控工作，采取积极有效的防控措施，显得至关重要。

第一节 寨卡疫情防控的国际应对

2015 年 5 月 7 日，世界卫生组织和泛美卫生组织发布了关于巴西可能存在寨卡病毒感染的流行警告。2015 年 10 月，巴西卫生部门向世界卫生组织和泛美卫生组织通报该国新生儿中小头畸形症患者数量异常升高。2016 年 2 月 1 日，世界卫生组织针对寨卡疫情召开紧急委员会会议，世界卫生组织总干事陈冯富珍当日宣布，巴西密集出现的新生儿小头症病例和其他神经系统病变构成"国际关注突发公共卫生事件"。此次寨卡疫情发展迅速，引起世界上多个国际组织、国家的重视，纷纷采取措施防控疫情。

一、联合国及其下属组织

（一）世界卫生组织

（1）2015 年 5 月 7 日，世界卫生组织与泛美卫生组织发布了关于巴西可能存在寨卡病毒感染的流行警告，建议成员国建设和加强用以发现和确认寨卡病毒感染病例的能力，卫生服务部门要做出准备，应对卫生保健所有层面可能出现的负担加重情况，并采取有效的公众宣传策略，减少引起该病传播的蚊虫数量。

（2）2015 年 11 月 30 日，世界卫生组织与泛美卫生组织成立专家调查组深入巴西开展为期 5 天的考察，专家回顾调查寨卡疫情的流行情况，并收集临床数据，开展病例对照研究，评估巴西实验室和公共卫生设施情况。

（3）2015 年 12 月 1 日，世界卫生组织和泛美卫生组织发布了关于寨卡病毒的全球警告。在警告中，世界卫生组织第一次正式承认，在巴西传播的寨卡病毒与新生儿小头畸形症有关。

（4）2016年2月1日，世界卫生组织针对寨卡疫情召开紧急委员会会议，世界卫生组织总干事陈冯富珍当日在日内瓦宣布，当前巴西密集出现的新生儿小头症病例和其他神经系统病变构成"国际关注突发公共卫生事件"。世界卫生组织在其官网上开通寨卡专栏，更新寨卡及其并发症的最新数据信息。

（5）2016年2月4日，世界卫生组织创建Zika Open，鼓励各国研究者快速上传分享数据资料。

（6）2016年2月5日，世界卫生组织创办寨卡疫情形势周报（Situation Reports），该报告为周报，公布最新寨卡疫情发展和研究情况。同时世界卫生组织呼吁有关公司和团体经世界卫生组织"应急评估和上市"（Emergency Assessment and Listing）程序提交寨卡病毒的检测方法。

（7）2016年2月8日，世界卫生组织通报寨卡病毒研究进展，包括目前全球至少有12家机构正在研发寨卡病毒疫苗，均处于初期阶段，到最终批准上市还需数年时间；部分正在开展的药物预防研究，可能会像疟疾药物预防一样起作用；通过"控制释放基因改造的蚊子"降低伊蚊密度，以达到降低寨卡病毒传播的媒介控制措施，可能值得考虑。

（8）2016年2月10日，发布针对孕妇和育龄妇女的寨卡病毒病问答。内容主要包括小头畸形定义以及寨卡病毒病的预防措施等。

（9）2016年2月12日，世界卫生组织发布寨卡病毒病临时病例定义，分为疑似病例、临床诊断病例和确诊病例三种类型。发布卫生保健指南（Health Care Guidance），供医务工作者和卫生管理人员参考，内容包括孕妇管理，疾病监测，媒介控制，血液供应管理和疾病传播等一系列指导意见。世界卫生组织为孕妇和备孕妇女及伴侣到有寨卡疫情的国家提供旅行建议。

（10）2016年2月14日，世界卫生组织发表《寨卡应对战略框架与联合实施规划（2016年1～6月）》，具体包括应对战略规划、应对实施计划和参与应对的机构及具体资金需求三个部分。

（11）2016年2月16日，世界卫生组织发布蚊媒控制评估报告。指出埃及伊蚊防控难度大，建议采取新旧方法相结合的综合策略：消除蚊媒孳生地效果最为显著；紧急情况下可在黎明及黄昏时使用灭蚊喷雾杀灭成蚊；同时考虑对基因改造或细菌感染等新型蚊媒控制方法进行试验。

（12）2016年2月17日，世界卫生组织推出了《全球战略应对框架和联合行动计划》，用以指导在国际范围应对寨卡病毒感染的传播以及与之有关的新生儿畸形和神经系统疾病。该战略着重于调集并协调合作伙伴、专家和资源，以帮助各国加强对寨卡病毒及可能与之有关的疾病的监测，改进蚊媒控制，有效通报风险，宣传指导和保护措施，向受影响者提供医护并快速跟踪疫苗、诊断试剂和疗法的研发工作。

（13）2016年2月19日，世界卫生组织发布保障寨卡病毒病流行地区血源安全临时指南。根据现有证据，孕妇感染寨卡病毒可能导致胎儿发生严重并发症。基于预防原则，应该针对孕妇以及其他感染寨卡病毒后可能发生严重并发症的人群采取降低输血感染风险的措施。

（14）2016年2月22日，世界卫生组织发布非洲寨卡病毒病疫情风险评估报告，敦促非洲各国根据风险评估结果开展行动，高风险国家应优先强化卫生服务和蚊媒控制工作。

（15）2016年2月25日，世界卫生组织发布寨卡病毒与小头畸形、格林-巴利综合征、母乳喂养等相关指南，并出台寨卡病毒感染孕妇、与寨卡病毒感染相关的小头畸形和其他神经系统疾病家庭心理支持相关临时指南。

（16）2016年3月4日，世界卫生组织推出一款寨卡手机软件（Zika Phone App），适用对象为医务工作者和普通民众，有英语、西班牙语和图和葡萄牙语三种语言版本。

（17）2016年3月8日，世界卫生组织根据《国际卫生条例（2005）》召集突发事件委员会，召开了关于受寨卡病毒影响的部分地区出现小头症和其他神经疾患聚集性病例问题的第二次会议。基于委员会建议，总干事宣布仍构成国际关注的突发公共卫生事件。总干事支持委员会的建议并作为《国际卫生条例（2005）》下的临时建议予以颁布。

（18）2016年5月18日，世界卫生组织发表报告，评估寨卡病毒在欧洲春季和夏季暴发的风险，号召欧洲各国为寨卡疫情的暴发做好准备工作，尽管整体风险是低到中度，但是那些有伊蚊分布的国家有可能出现寨卡疫情暴发。

（19）2016年6月14日，世界卫生组织寨卡紧急委员会召开第三次会议，会议表示，巴西举办奥运会而导致寨卡病毒在全球传播的风险"很低"，专家称，8月份的里约奥运会没有必要因寨卡疫情易地举办，或是延期或推迟举办。世界卫生组织也重申此前的建议，认为没有必要对由蚊虫传播的寨卡疫情感染地区实施旅行或贸易限制。

（20）2016年6月17日，世界卫生组织发表《寨卡应对战略框架与联合实施规划（2016年7～12月）》。更新后的寨卡实施规划的内容包括更加重视预防和管理由寨卡病毒感染造成的医学并发症，并为这一目的扩展卫生体系的能力。预防工作的核心是以孕妇、其伴侣、家庭和社区为目标的风险沟通，确保他们获得所需的自我保护信息。

（二）联合国开发计划署（UNDP）

联合国开发计划署为世界卫生组织提供物资，确保不同地方的应急事件能够得到有效处理，例如疫情造成的社会经济问题。联合国开发计划署对成员国提供四个方面的援助：联合国持续在国家层面的支持；疫情防控技术和物资方面的资助，包括媒介控制和病例管理；交流和社区参与社会经济、性别相关、人类权利方面的反应。为了加强联合国开发计划署的监测和反应力度，支持成员国政府强化对寨卡疫情防控强度，许多地方行动需要开展：联合国开发计划署与世界银行、泛美世界卫生组织联合安排专家深入拉丁美洲、加勒比海和巴西地区进行调查，合作评估寨卡疫情对社会经济影响。

（三）联合国人口活动基金（UNFPA）

联合国人口活动基金关注到寨卡病毒可以经性接触传播，所以鼓励疫情发生国家实施自愿计划生育，具体措施包括：为寨卡疫情国家和地区提供节育的物资，开展宣传活动，建立提供节育相关咨询服务网页。目前该基金筹集到 25 万美元，为疫情严重地区哥伦比亚、萨尔瓦多和洪都拉斯提供了女性避孕物资。

（四）联合国儿童基金会（UNICEF）

联合国儿童基金会与世界卫生组织、泛美卫生组织、美国 CDC 等组织合作，为拉丁美洲和加勒比海地区疫情发生国家提供技术指导和物资，提供媒介控制和社区参与等方面资助。联合国儿童基金会目前收到 173 万美元捐助，联合国儿童基金会国家办事处筹集 460 万美元以应对这次疫情。在巴西，联合国儿童基金会支持卫生部和教育部门开展宣传教育活动，提供监测和技术支持，同时为 190 万人提供自我防护物资减少蚊虫的叮咬。联合国儿童基金会鼓励支持企业研发寨卡快速检测试剂和疫苗，为寨卡病毒的研究提供资助。

（五）联合国妇女组织（UN Women）

联合国妇女组织致力于为寨卡疫情发生国家女性提供帮助，他们采用了"3C"措施，即召集、交流和协作（Convene，Communicate，and Coordinate）。在巴西，联合国妇女组织，与联合国人口活动基金组织和泛美卫生组织召集 30 多个机构和妇女代表团体开会，讨论在这次寨卡疫情中女性面对的最重要问题，并通过在巴西进行无线广播方式进行疫情防控宣传。截至 2016 年 5 月，联合国妇女组织基金会投入 20 万美元物资，收到来自瑞典联合国家发展署 10 万美元资助，他们支持疫情国家开展社区参与，媒介控制，个人防护，以及相关的研究和合作。

二、其他主要的国际组织

（一）泛美卫生组织（PAHO）

泛美卫生组织是世界卫生组织的地区性机构，总部设在美国首都华盛顿。泛美卫生组织已经筹集到 160 万美元，内部成立一个紧急行动中心。泛美卫生组织向 16 个国家提供 22 项技术，向 15 个国家提供实验室物资，并举行多次防控交流会议，招募多位专家去援助疫情严重的国家。

（二）西太平洋卫生组织（WPRO）

截至 2016 年 5 月，西太平洋卫生组织已经向 8 个国家和地区提供技术支持，包括流行病学、昆虫学和风险评估交流等方面，向 6 个国家和地区提供实验室检测设备和媒介控制物资等，西太平洋卫生组织将继续为成员国提供寨卡病毒疫情防控技术支持。

（三）美国关怀基金会（AMERICARES）

为了应对寨卡疫情，在拉丁美洲和加勒比海地区，美国关怀基金会在医院和诊所开展培训，以便提供良好的医疗防控措施。在海地，美国关怀基金会开展针对孕妇防控寨卡措施，避免孕妇在生产前被寨卡病毒感染；在萨尔瓦多，美国关怀基金会在诊所开展寨卡防控工作，可以每年为 6 万多病人提供服务，包括提供孕产期服务。为萨尔瓦多，波多黎各和佛罗里达，提供媒介控制物资；为萨尔瓦多、多米尼加共和国等提供其他特殊防控物资。美国关怀基金会还捐助医疗物资，提供培训，截至 2016 年 6 月，资助 150 多个医疗团队到拉丁美洲和加勒比海地区开展援助工作。

（四）世界宣明会（World Vision）

世界宣明会致力于加强疫情发生国家蚊媒的防治，通过开展媒介监测，加强媒介防控，对高危人群进行教育宣传。截至 2016 年 5 月，111 个分支机构进行媒介防控宣传，覆盖数百万人。除了组织社区参与，5704 名孕妇接受保护，15 所学校进行了媒介防控，73 种媒介防控措施在发病率高的地区进行执行。目前，世界宣明会收到 140 万美元捐赠，基金会目的致力于：减少寨卡病毒的传播，加强防控措施，提高人民的防控意识，加强公众对防控措施的接受和执行。

三、欧美国家及地区

（一）美国

（1）2015 年 12 月 22 日，美国疾病预防控制中心启动了内部应急作业中心（EOC），该中心负责对寨卡疫情的防控。

（2）2016 年 1 月 26 日，美国总统奥巴马会见美国卫生官员，提出疫情防控要求，要及时公布疫情形势、保护本土国民、防止疫情蔓延，强调开展寨卡病毒研发的重要性，要加快对诊断试剂、疫苗和治疗方法的研发。

（3）2016 年 2 月 3 日，美国红十字会发布鉴于近期寨卡病毒病疫情形势严峻，为保证血源安全，将推迟接受献血前 28 天曾前往墨西哥、加勒比海地区、中南美洲的献血者血液，并要求询问献血者献血前两周是否出现类似寨卡病毒病临床症状。

（4）2016 年 2 月 8 日，美国疾病预防控制中心将寨卡病毒病应急响应提高至最高级，美国政府拟向国会申请 18 亿美元以上的专项经费，用于支持本国及协助寨卡病毒病流行国家开展疫情防控。其中，美国疾病预防控制中心拟申请的 8.38 亿美元经费将主要用于支持：1）美国有伊蚊分布的州和地区进行疫情防控；2）加强蚊媒控制项目；3）建立寨卡病毒病聚集性病例快速反应队伍；4）建设寨卡病毒病实验室检测能力和基础设施；5）在社区开展病例和蚊媒监测；6）开展重点人群健康教育；7）扩大孕妇风险监测和评估系统；8）加强寨卡病毒感染与小头畸形关系的研究；9）提高国际监测寨卡病毒的能力，扩大寨卡病毒高流行风险国家现场流行病学培训项目、实验室监测、医护人员培训、媒介监测和控制；10）改进寨卡病毒检测方法，支持媒介控制措施的研究。

（5）2016年2月11日，美国疾病预防控制中心主任称，目前越来越多证据表明小头畸形聚集性病例与寨卡病毒病间存在关联，美国在巴西与哥伦比亚正在开展的病例对照和队列研究。建议孕妇与计划怀孕的女性，暂时避免前往拉美和加勒比海地区寨卡病毒流行的地方旅游。

（6）2016年2月19日，美国疾病预防控制中心更新寨卡病毒疑似感染婴幼儿护理指南。新版指南主要增加了针对母亲怀孕期间有寨卡病毒病流行地区旅行或居住史但并未出现小头畸形的婴儿常规护理。指南指出，寨卡病毒可通过母亲分娩传播给婴儿，母亲分娩前2周内有寨卡病毒流行地区旅行或居住史的婴儿出生后2周须进行相关指标的观察。

（7）2016年2月26日，美国疾病预防控制中心发布2016年奥运会和残奥会旅行卫生提示。美国疾病预防控制中心研发的寨卡病毒IgM抗体检测试剂获得美国FDA紧急使用授权，该试剂用于血清和脑脊液的快速检测，可检测病例在感染病毒的第4、5天～12周内产生的IgM抗体。

（8）2016年6月，美国疾病预防控制中心发布了寨卡疫情防控预案（ZIKA CDC Draft Interim Response Plan）。

（二）欧盟疾病预防控制中心

截至2016年3月，欧盟疾病预防控制中心采取措施有：发布美洲寨卡病毒疫情快速风险评估报告；加强监测和实验室能力建设，加强医生对寨卡病毒病及并发症培训；延长具有相关旅行史人员的献血时间；对旅行者和受疫情影响的欧盟公民提出防护建议。

（三）俄罗斯

（1）2016年1月27日，俄罗斯总统普京要求卫生部跟进寨卡病毒疫情进展，与运输和民航部门及时沟通，做好病毒蔓延的预防对策。

（2）俄罗斯联邦消费者权益保护和公益监督局公布旅行警告名单，提醒孕妇避免前往这些国家。

（四）加拿大

（1）加拿大卫生部门要求孕妇去寨卡病毒流行的地区旅行前征询其医生的意见，从这些地区返回的人员如果要献血则需延后1个月。

（2）加拿大、美国和韩国的科学家组成的联合小组正在研制疫苗，最早可能在 2016 年 9 月份进入临床试验阶段。

（五）意大利

2016 年 1 月 29 日，意大利卫生部建议孕妇及患有"免疫系统疾病或严重慢性病"的人不要前往受寨卡病毒影响的国家，禁止从寨卡病毒流行地区返回意大利的公民进行无偿献血。

（六）法国

呼吁女性不要前往南美的法国海外属地旅游。

四、拉丁美洲国家

（一）巴西

（1）2015 年 11 月 30 日，巴西卫生部证实，巴西小头畸形病例激增与寨卡病毒直接相关。

（2）2016 年 2 月 11 日，巴西卫生部宣布，感染寨卡病毒会引发致命的并发症，并证实 2015 年巴西有 3 名成年人死于这种并发症。这 3 名成年人分别于 2015 年 4 月、6 月和 10 月死亡，在他们的遗体中均检测出寨卡病毒，其中一人死于寨卡病毒引起的呼吸道疾病，另两人死于寨卡病毒引起的其他并发症。

（3）巴西政府将出动 22 万名军人帮助铲除蚊虫。同时巴西将向 40 万名孕妇提供因寨卡病毒流行而涨价的驱虫剂，作为社会福利。

（4）罗塞夫总统与美国总统奥巴马就派双方专家代表组成高水平研发团队达成一致，两国将合力研发寨卡疫苗。

（5）为消灭伊蚊以杜绝寨卡病毒传播，巴西国家生物安全委员会批准了利用转基因蚊子来阻止伊蚊大量繁殖的办法，转基因蚊子被放到野外和一般的雌性蚊子交配后，会产出无法活到成年的后代，最终导致蚊子大幅度减少。

（二）哥伦比亚

建议该国女性在未来 6～8 个月内避免怀孕。

（三）萨尔瓦多

政府建议全国女性在未来两年内不要怀孕。这个极端的呼吁意在防止寨卡病毒造成新生儿大脑受损。同时建议已经怀孕的女性在户外应当全身包裹严实。

五、亚洲国家

韩国

（1）2016 年 1 月 29 日，韩国政府将寨卡病毒病定为第四类法定传染病。为感染或疑似感染病毒的患者进行诊疗服务的医务人员必须及时报告相关信息，违者将被处以200万韩元（约1万余元人民币）以下罚款。

（2）韩国疾病管理本部已组建应对小组，并成立由大韩妇产科学会、大韩传染病学会等组成的咨询团。

第二节　我国国内的寨卡疫情防控措施

党中央及国务院领导高度重视寨卡疫情的防控工作，并作出重要批示。国务院反应迅速，多部门联合行动，于2016年2月1日正式启动应对寨卡病毒疫情联防联控工作机制。这个工作机制是由18个部门组成，明确了"密切关注、防控为主、科学应对"的原则，坚持"以防控疫情输入为主、以专群结合预防为主、以重点地区防控为主"的"三为主"的防控策略，共同强化疫情防范和应对准备措施。

一、加强国际地区沟通，进行疫情监测和形势研判

我国国家卫生与计划生育委员会保持与世界卫生组织等国际组织沟通，密切关注其他国家或地区疫情情况，及时更新寨卡病毒病本地感染病例的国家和地区，指导口岸疫情防控工作。加强地区间的交流合作，国家卫生与计划生育委员会分别于2016年2月1日、4月21日组织澳门、香港卫生官员与广东卫生与计划生育委员会开展寨卡病毒防控会议，交流经验，加强合作，提高应对寨卡病毒病的能力。参考借鉴其他国家或地区疫情防控和病例诊治进展，国家卫生与计划生育委员会组织中国疾病预防控制中心专家制定疫情防控、疾病诊疗等方案，及时研判疫情输入风险，并向有关部门通报风险评估结果，加强部门间信息沟通。

二、制定我国境内输入性病例的确诊和应急处置

国家卫生与计划生育委员会和国家质检总局依照疫情的发展，及时制定《寨卡病毒病防控方案（第二版）》及《寨卡病毒病诊疗方案（第二版）》，并下发到地方卫生计生部门和各直属出入境检验检疫局，要求他们严格按照方案要求执行。方案从疾病概述、病例的诊断、报告和治疗、实验室检测、流行病学调查、病例监测管理等五个方面对疫情防控工作进行规范要求。制定完善首例输入性病例的确诊、信息发布等工作方案，明确相关地方、相关部门责任，以及工作流程。重点做好流行病学调查、病例监测、新生儿小头畸形及其他神经系统疾病监测、蚊媒监测、风险评估、病例诊治、蚊媒控制、舆情监测、风险沟通等工作，并在埃及伊蚊、白纹伊蚊孳生地区采取严格的病例管理措施。制定科学有效防控措施。

三、加强一线医务人员、检疫人员培训和健康教育工作

组织寨卡病毒疫情防控相关培训，安排一线医疗机构医务人员、口岸检疫人员参加，同时组织单位内部再培训，落实寨卡病毒检测技术储备，持续提高一线工作人员的疫情处置能力，确保寨卡病毒病例的"早诊断，早防控，早治疗"。

四、重点对侨乡开展寨卡病毒防控工作

广东省恩平等地是著名的侨乡，旅居委内瑞拉等南美疫区国家的华人华侨众多，寨卡病毒防控工作更为艰巨。广东各市（区）政府协调当地公安出入境管理部门强化对来自寨卡病毒疫情国出入境人员的登记管理，积极做好寨卡病毒疫情地区返华者数量摸底工作，卫生与计划生育委员会等部门对从委内瑞拉等疫区国家返乡的乡亲实行"上门随访"。尤其在春节、清明节等华人华侨集中归国的时间，更投入大量人力和物力，以完成对疫情返回旅客的全面长期监控。

五、多部门联合完成入境旅客检疫工作

早在2015年12月1日，国家质检总局发布《质检总局关于防止寨卡病毒感染疫情传入我国的公告》称，加强对于来自寨卡病毒疫情国家的人员、交通工具和集装箱的卫生检疫工作。2015年12月质检总局再次要求加强口岸防控。2016年3月，质检总局、公安部、交通运输部、商务部、国家卫生与计划生育委员会、海关总署、国家旅游局和中国民用航空署联合发布公告，进一步指导寨卡病毒的口岸防疫工作。民航局协调航空公司负责入境旅客旅途中症状申报和询问；质检总局负责口岸体温监测、医学巡查等工作；地方卫生计生部门负责相关人员入境后发热等症状的跟踪监控，多部门联合行动，对入境旅客进行全程的医学监测，防范寨卡疫情输入境内。

六、强化宣传教育工作，提高科学防病意识

适时制订宣传工作方案，及时公布我国疫情形势和政府应对举措，适度报道境外疫情动态，正确把握舆论导向，避免炒热，引起社会恐慌。科学确定宣传口径，组织专家和医务工作者，通过传统传媒方式和新兴媒体等多种渠道，普及科普和防护知识，引导公众科学认知、理性应对，提高公众防护能力。一方面，国家外交部领事司、国家旅游局先于2016年1月30日、31日发布公告，提醒近期出国、出境旅游的中国公民注意防范寨卡病毒疫情，采取必要防疫措施。质检总局、公安部、卫生与计划生育委员会等多部门于2016年3月的公告中提出：前往寨卡病毒疫情国家和地区的人员应当向出入境检验检疫机构及其国际旅行卫生保健中心咨询寨卡病毒有关知识；孕妇避免前往寨卡病毒病本地感染病例的国家/地区。另一方面，对境内公民进行健康知识

普及通过专家访谈、网站发布信息，以及新闻媒体的报道等渠道宣传寨卡病毒病的基本防控知识，寨卡病毒病例的治疗进展，让公众正确认识疫情，提高公众自我防护意识和能力，提高工作参与防控疫情的主动意识，消除不必要的社会恐慌。

七、做好防蚊灭蚊工作

因为寨卡病毒主要是通过伊蚊来进行传播，防控寨卡病毒疫情传播，多部门统一行动。国家卫生与计划生育委员会部署并开展以灭蚊和环境整治为重点的爱国卫生运动。有针对性地在广东、云南、广西、海南等七个蚊媒传染病疫情高发省份，增加经费和人员，参照《登革热媒介伊蚊监测指南》要求，在各省份全部高风险县区开展媒介伊蚊监测，为科学采取灭蚊措施提供技术支持；全国其他省份根据本地气候特点，在蚊虫活跃季节前开展集中灭蚊行动。口岸有关部门对来自疫情发生国家的交通工具、货物等实施严格的检疫；对于不能出示灭蚊处理证明的，立即监督实施灭蚊处理；对入境口岸采取有效的灭蚊措施，降低口岸蚊虫密度。

八、规范流行病学调查和实验室检测流程

疾病预防控制机构在接到病例报告后，立即组织专业人员开展调查，分析感染来源，搜索可疑病例，评估进一步发生感染和流行的风险。一旦发现本地感染病例，立即开展病例的主动搜索以及蚊媒应急监测，及时提出有针对性的控制措施。对所有散发病例及暴发疫情的指示病例、首发病例、重症、死亡病例，以及因查明疫情性质和波及范围需要而确定的调查对象，均应进行详细个案调查。疫情性质确定后发生的后续病例应收集简要流行病学信息。对疑似病例、临床病例和确诊病例的血液等相关标本进行实验室病原学和血清学检测，对蚊媒标本进行采集、保障、运送和实验室检测。寨卡病毒样本应在生物安全二级实验室（BSL-2）开展实验室检测。应按照《病原微生物实验室生物安全管理条例》等相关规定要求，做好生物安全防护工作。

九、落实病例医疗救治工作，及时有效处置输入性疫情

诊疗方案明确了病例的诊断、报告和治疗的处理流程，明确了卫生计生部门和检验检疫部门的职责分工和工作流程。自今年2月以来，已报告的江西、广东、浙江等地超过16例的输入性寨卡病毒病例，均由各级各类医疗机构及检验检疫口岸发现并及时报告，并运送至指定医疗机构及时进一步诊治，各地疾控部门同时做好后续追踪管理，最大程度上降低了寨卡病毒病疫情的扩散风险。

十、加强国际合作，积极开展疫情防控科研工作

加强与国际社会的沟通与联系。在采取重大疫情防控举措前，充分考虑国际影响

和双边关系，回应疫情发生国向我国提出的援助请求。及时跟进相关国吸收国际疫情防控经验，分享中国突发公共卫生事件应对经验，开展我国内地外籍感染病例的疫情防控工作，并做好灭蚊药品、设备的援助准备工作。

十一、防范寨卡病毒经输血传播

国家卫生与计划生育委员会发布《关于血站加强寨卡病毒防范工作的通知》，要求各血站完善献血者健康征询制度，有寨卡病毒感染史且痊愈后未满4周者以及其他一些未排除寨卡病毒的情形，暂时不能献血，防范经输血途径传播寨卡病毒。

通知同时要求各血站加强采供血人员寨卡病毒相关知识的培训，提高对寨卡病毒感染者的识别能力。同时，健全献血后回告和保密性弃血制度，确保献血者献血后一旦发现自己感染寨卡病毒或意识到符合上述延期献血条件的，能够及时告知血站，并施行保密性弃血。

第三节　国境口岸寨卡疫情防控措施

随着全球经济的一体化，传染病在国际间传播的风险不断提高，严重威胁口岸公共卫生安全。作为口岸公共卫生安全的第一道防线，检验检疫部门一直扮演担当着不可替代的特殊使命，在维护公民人身安全和社会稳定方面发挥了非常积极而重要的作用。排查传染病病例，确保国门安全，是检验检疫机构神圣的职责。面对此次多地爆发的寨卡疫情，检验检疫部门高度戒备，积极采取多种措施，在口岸构筑起一幅严密的防控屏障，严防寨卡病毒在国内的爆发流行。

一、高度重视、迅速响应

国家质检总局密切关注本次疫情，认真落实党中央、国务院领导有关批示，早在2015年12月1日，国家质检总局就发布了《质检总局关于防止寨卡病毒感染疫情传入我国的公告》，要求加强对于寨卡病毒疫情的卫生检疫工作；2015年12月质检总局再次要求加强口岸防控。2016年3月，质检总局联合多部门发布公告，进一步明确了检验检疫部门的工作职能，指导寨卡病毒的口岸防疫工作。检验检疫部门认真落实党中央、国务院关于疫情的指示精神，重视寨卡病毒疫情的防控工作，加大了人力和物力的投入，与有关部门高度配合、密切合作，全力以赴做好口岸寨卡病毒疫情防控工作。

二、加强组织领导

国家质检总局、各省市检验检疫部门成立寨卡病毒疫情防控小组，实行24h值班制度，确保防控工作有序有效。

三、完善人员、技术储备

国家质检总局结合口岸检验检疫工作的实际，要求各口岸机构应配备寨卡病毒检测试剂，就地进行快速检测，以便进行初步筛查。实验室应具备寨卡病毒实验室检测技术，为寨卡病毒的防控提供技术支持。

国家质检总局组织各口岸检疫人员参加由国家质检总局、中国疾病预防控制中心组织的寨卡病毒疫情防控相关培训，同时要求各口岸检疫部门认真学习国家卫生与计划生育委员会印发的《寨卡病毒病诊疗方案》和《寨卡病毒病防控方案》，持续提高口岸一线工作人员对寨卡病毒的早期识别、诊疗能力和疫情处置能力。

四、加强口岸检疫查验

对重点国家、重点人群、重点口岸实施重点布控和监测。加强对来自疫情流行国家和地区的人员的体温监测、医学巡查、流行病学调查和医学检查。重点对有症状人员进行筛查，经流行病学调查和医学排查后，符合《寨卡病毒诊疗方案》判定为寨卡病毒病疑似病例和确诊病例时，由地方卫生计生部门负责转运病例到指定接收医院进行诊疗。

五、加强口岸灭蚊防蚊及蚊媒监测工作

对来自疫情发生国家地区的货物、集装箱、行李、邮包进行严格的检疫查验、监督和灭蚊处理。采取有效的灭蚊措施，清除积水，消灭蚊虫孳生场所，降低口岸蚊虫密度，防止蚊虫在口岸传播寨卡病毒病等传染病。对于寨卡疑似和确诊病例，染疫口岸及飞机、船舶等交通工具的灭蚊措施及考核标准参照本书第六章第三节"控制传播媒介"。加强对各口岸的蚊类监测等卫生监督工作，严格按照口岸蚊媒传染病蚊媒采样及送样工作规范操作。

六、完善联防联控机制

加强境内的联防联控工作，与卫生计生、外事、民航、交通、边防等部门密切配合，动态掌握各口岸来往疫情流行国家地区的出入境劳务、留学、旅游人群基本情况，共同做好终端人群的健康指导。与卫生与计划生育委员会等各部门，保持畅通的信息通报渠道，做好后续追踪监管包括信息反馈的全过程监管流程，协调一致落实防控措施。

七、加强宣传，引导公众参与疫情防控

加大防控宣传的力度，扩大宣传，消除出入境人员恐慌。

一是国家质检总局与卫生与计划生育委员会、教育、旅游等部门联合发布公告，建议前往疫情发生国家地区的人员向出入境检验检疫机构及其国际旅行卫生保健中心咨询寨卡病毒有关知识，并在各官方网站开辟专栏，介绍寨卡病毒相关知识，对出境和入境人员给予旅行健康建议。

二是通过与外交部、民航等多部门合作，宣传寨卡病毒，强化旅客主动申报意识，引导公众参与寨卡病毒疫情防控。

三是质检总局官方网站开辟专栏及在线问答等形式，口岸现场的电子宣传屏、印制宣传手册和向媒体通报等方式，及时更新世界卫生组织的疫情信息，公布质检总局在出入境口岸所采取的针对性的防范措施，介绍寨卡病毒疫情基本知识和防护手段，寨卡病毒病例的治疗进展，增强防范意识，同时让公众科学认识疫情，防止产生恐慌。

第四节 广东口岸寨卡疫情防控措施

一、广东出入境检验检疫局（简称广东局）所辖口岸寨卡疫情防控形势

广东省自古就是中国海上贸易和移民出洋最早、最多的省份，现有开平、恩平、新会、台山、潮州等著名侨乡，有3000多万海外侨胞，占全国的三分之二，主要分布在东南亚的印度尼西亚、泰国、马来西亚、新加坡、菲律宾、越南、柬埔寨；欧美的美国、加拿大、法国、英国；南美洲的秘鲁、巴拿马、巴西、委内瑞拉；大洋洲的澳大利亚、新西兰；非洲的毛里求斯、马达加斯加、南非等国家和地区。侨乡文化具有新旧兼容并存的特点，既引进了西方文化，又是传统文化的坚守者。每年都有大量的侨胞归国祭祀先祖、探亲访友。本次南美寨卡病毒病疫情席卷全球，不少广东人都在南美寨卡病毒流行区居住、经商、务工等，加之南美地区的官方语言主要为西班牙语、葡萄牙语等，大多数务工人员往往不懂当地语言，看不懂相关的疫情提示，这使得广东面临着相当大的寨卡病毒输入风险，口岸防控压力尤为巨大。

广州白云国际机场是中国三大门户枢纽机场，是华南、中南地区对外开放的重要窗口和平台，现有固定国际航线97条，覆盖了除中南美洲外的全球五大洲，日均出入境航班220多架次，人员3.4万多人次。目前与寨卡疫情防控相关的重点航线4条5个航班（马尔代夫马累、美国洛杉矶、旧金山、纽约至广州）；另外，还有大量与中国香港、泰国、新加坡、马来西亚等国际枢纽机场通航的中转航班及其承载的复杂旅行背景的旅客。本次南美寨卡病毒病疫情席卷全球，广东地区疫情传入和传播的风险高，而广州机场口岸作为重点口岸防控形势尤为严峻。

二、广东局所辖口岸寨卡疫情防控措施

广东出入境检验检疫局按照相关要求，结合广东口岸现实情况，多措并举，采取"六加强"措施严防寨卡病毒病疫情。

（一）加强组织领导

在国家质检总局发出防控寨卡病毒病疫情的通知后，广东局立即成立以局长为组长的领导小组和相关专家组，全面加强寨卡疫情防控工作的组织领导。

（二）加强口岸检疫查验

广东局在不断总结口岸既有防控经验的基础上，创新性地探索出以口岸查验为基础，实验室检测为关键，快速联防为保障的"三环一体"传染病防控新模式。口岸查验作为"三环一体"传染病防控模式的第一环，是做好疫情防控的基石。广东局通过每个个案的处置，不断优化现场体温监测、流行病学调查等各个环节，进一步完善"三环一体"传染病防控模式，持续提升口岸疫情防控工作质量。

同时，在口岸开展自愿免费寨卡病毒检测工作。对来自或14天内有寨卡病毒感染疫情发生国家和地区旅行史的无异常症状/体征入境人员，和其他主动到广东局保健中心申请的有上述旅行史的无异常症状/体征入境人员提供免费寨卡病毒检测服务。

（三）加强蚊媒监测

医学媒介生物检测工作是有效防控虫媒传染病的前提和基础。作为"监测-防控处置-评估"三环一体医学媒介生物防控模式的第一环，广东局高度重视医学媒介生物监测工作。在此次寨卡病毒病疫情防控工作中，一方面，广东局及时指导所辖口岸积极开展蚊媒监测工作，全面掌握口岸蚊媒种群的构成、分布及季节消长等数据，为防控工作提供依据；另一方面，根据蚊媒监测的数据，结合寨卡病毒病的流行特点，要求口岸生产经营单位加强环境治理，开展灭蚊行动等工作。

（四）加强联防联控

广东局充分发挥口岸传染病联防联控工作机制的作用，加强与卫生计生部门的合作，促进广东、深圳、珠海三地检验检疫局的互动，深化与边检和出入境管理局的协调、完善与旅游管理和外事部门的合作，密切与机场运营单位及航空公司的联系，保持了联防联控单位间信息互通、执法互助、措施互补，确保防控工作的整体性、全面性、主动性和有效性。

（五）加强人员培训

广东局先后派遣口岸检疫人员参加质检总局、疾病预防控制中心组织的寨卡病毒疫情防控相关培训，同时组织单位内部再培训，持续提高一线工作人员的疫情处置能力。2016年3月派2批共6人参加国家质检总局全国口岸寨卡病毒病等传染病现场流

行病学与排查技术培训班，并对广东系统内检疫工作人员进行再培训。

（六）加强宣传教育

通过广东局公众互联网、国际旅行卫生网络平台及时发布和更新寨卡病毒疫情进展和针对性的健康指导。在国际旅行卫生保健咨询中，为出入境人员和咨询者提供对应的旅行保健指导。在出入境通道和检验检疫工作现场，利用 LED 显示屏、触摸屏、宣传栏等工具宣传寨卡病毒防控知识。

三、广州白云机场口岸寨卡疫情防控措施

广州机场出入境检验检疫局按照相关要求，结合广州白云机场口岸现实情况，积极行动，采取多项措施，落实口岸防控工作，严防寨卡病毒病疫情。

（一）开拓创新，探索口岸防控新模式

广州机场局根据"找线索、强技术、查病例"的工作思路，充分借鉴埃博拉出血热疫情防控的成功经验，在广东局"三环一体"传染病防控模式的基础上，探索并逐步完善了口岸卫生检疫查验"SEE"模式。其中心内容是充分发挥现场专业人员和监测设备的作用，千方百计发现旅客中可能存在的相关传染病症状或体征，应用专业人员的流行病学知识和现场快速检测实验，早发现、早处置传染病感染者。

其中，"S"代表症状监测（symptom‐based Surveillance），一是在出、入境旅客检疫查验现场适当区域设置体温监测仪，以满足其监测范围覆盖所有出入境人员。对体表温度≥37.0℃的人员进行追踪检测，使工作人员有效识别。二是在口岸现场安排若干卫生检疫专业技术人员，根据出入境人员的神态容貌、步态举止等，对其实施医学症状巡查。"E"代表流行病学调查（epidemiological Investigation），对口岸发现的发热、咳嗽、腹泻等有症状人员进行流行病学个案调查，包括现病史、过往史、旅行史、密切接触史等，以进一步排查有关传染病，追溯传染源以及其他被传染者。"E"代表体格检查和实验室检测（examination and Laboratory Test）。第一步，进行口岸现场相应的体格检查，该检查为传染病排查提供重要的帮助。如有必要，开展第二步检查，即现场登革热、疟疾、寨卡等疫病的快速检测。如有必要，开展第三步检查，即应用 RT‐PCR 等分子生物学检测技术，对疑似病人的静脉血清、尿液、唾液等样品进行进一步诊验。或者，疑似病人经有关医疗单位就地诊治后，做出有关诊断。

（二）六个到位，确保口岸疫情防控有效

1.防控工作组织到位

在国家质检总局和广东出入境检验检疫局发出防控疫情的通知后，广州机场局立即成立寨卡病毒病口岸防控工作组，由分管领导任组长，相关科室负责人为组员，对疫情防控工作统一调度、统一指挥。在防控工作中，工作组结合白云口岸实际情况及

时开展风险评估和分析，部署广州机场局应对寨卡病毒病疫情的防控措施以及抓紧落实的途径。

2. 疫情信息更新到位

广州机场局密切关注疫情发展态势，旅客检疫科卫生检疫人员坚持每天从世界卫生组织、国家质检总局、广东检验检疫局等专业网站上及时了解国内外寨卡疫情信息动态，核实信息更新，对发现有输入我国病例、已知爆发疫情的国家地区作为检疫重点，进一步提高检疫工作的精准化水平。

3. 重点人群排查到位

广州机场局按照重点航班重点查的原则，对疫情防控重点航班全部实行登机检疫，对重点人群全面加强体温监测和健康巡查，做到逢"警"必查，逢查必"问"，并在进行医学排查和流行病学调查时对有症状人员针对性开展现场快速试剂检测，通过体温监测-流行病学调查-体格检查-现场快速检测-实验室 PCR 检测环环相扣的检疫查验手段进一步提高疫病检出。截至 2016 年 5 月 31 日，广州机场局共对 81 名有症状旅客进行寨卡现场快速试剂检测，其中阳性 2 人次；采集血样 81 份、尿样 84 份、唾液 103 份送广东局技术中心卫生检疫实验室检测，其中确诊寨卡病毒病 2 人次。

4. 疫情防控宣传到位

广州机场局在口岸现场，采取全方位、立体式的宣传手段，利用电子显示屏、广告机、广播、海报、宣传手册等载体，为白云机场口岸出入境旅客普及寨卡病毒病的流行病学和个人防护等知识，提醒来自疫情发生国家、地区的旅客主动申报，接受检疫查验。同时进一步扩大疫情防控宣传的普及面：（1）录制了中、英两种语言的广播词，在国际到达每个区域都进行不间断地广播。（2）制作了中、英文传染病防控宣传幻灯片，利用等离子电视、超大屏幕移动显示屏等设备在旅客出入境查验通道显眼位置不间断地播放，并向旅客提供免费健康咨询和寨卡病毒检测服务。（3）借助质量月、宣传日等大型活动，对出入境人员进行现场宣教、健康咨询。（4）在"质检科技周"活动中，邀请白云机场航空公司、机场航服、地勤等单位代表到旅检现场实时了解旅客检疫查验工作情况，实地参观国际到达检疫查验通道、负压隔离舱、重点航班专用查验区，全面了解广州机场局在传染病监测、重大疫情防控的查验流程、排查处置和卫生处理等方面的工作和成效，进一步深化机场各部门对传染病防控的认识，提高各部门防控工作配合度。目前，机上宣传工作已落实到位，除机上广播宣传，8000 份"入出境健康安全须知"已分发到防控重点航班的飞机座位上。

5. 一线人员培训到位

针对当前疫情防控重点，广州机场局采取多种形式，全面开展一线人员业务培训，进一步提高检疫人员岗位技能水平。一是利用交接班时间，不定期开展"病例专题讨论会"。二是举办专题培训班，邀请系统内防控专家现场授课，从检疫查验、疫情防控、个人防护、卫生处理等环节进行针对性重点培训。三是坚持外出培训学后转授制度。除此之外，结合当前疫情防控工作需要，广州机场局定期举办口岸传染病疫情防控专题培训，在巩固日常防控工作流程的同时，就目前重点检疫防控的寨卡病毒病、黄热病、拉沙热等传染病的病原学、临床表现、疫情监测、风险评估等内容开展再培训、再学习，通过反复强化学习提高口岸卫生检疫人员的专业理论和业务技术水平，进一步保障检验检疫工作质量。目前，旅检现场每个业务人员都能熟练开展传染病排查工作，为切实做好口岸传染病防控工作做好了充分的技术贮备。

6. 后勤物资保障到位

为了做好疫情防控工作，广州机场局指定专人负责，从以下几方面着手确保后勤保障工作到位：一是要求文件、密件收阅、转达及时准确；二是保证现场个人防护用品、消毒用品、快检试剂、单证等各种防控物资储备充分；三是定期检查测温设备、监控设备，保证设施、设备正常运行；四是及时将现场处置资料整理归档。

（三）主动作为，推动疫情联防联控

广州机场局在白云机场口岸充分发挥疫情防控核心单位作用，推动并不断完善口岸疫情的应急处置联防联控工作机制，确保口岸联防联控工作到位。

1. 加强与广东局技术中心卫生检疫实验室的合作

广州机场局充分利用广东局技术中心卫生检疫实验室技术优势，积极发挥口岸一线检疫人员和卫检实验室业务人员的主观能动性，现场检疫和实验室合作关系默契。目前机场局口岸一线的采样技术和技巧以及快检技术水平都有显著提升，较好地发挥了卫检技术在口岸疫情防控的引领和支撑作用。

2. 加强与地方卫生部门的联动

广州机场局与广州市第八人民医院、广州市 120 急救中心等单位建立传染病防控合作机制，包括病人的转送、后续跟踪和信息反馈等。对不能排除寨卡病毒病的有症状者一律由广州市 120 急救中心转送至广州市第八人民医院；对口岸发现的所有确诊病例，均进行后续追踪，并按要求及时通报地方接诊医院及地方卫生行政部门。

3. 加强与边检部门的合作

为了能精准识别来自疫区人员，广州机场局与白云边检签署"三互"大通关合作备忘录，提前掌握旅客来源地信息，分析研判疫情防控的重点航班。

4. 充分发挥航空公司作用

广州机场局进一步加强与航空公司的信息互通，及时并多次组织会议，对航空公司及其代理进行宣贯，并通过电话、邮件等形式保持紧密联系，提前告知拟实施的防控措施，以便做好协调配合工作。在此次寨卡疫情防控中，广州机场局要求航空公司做好机上宣传工作、提供疑似病例密切接触者信息等，目前全部要求均能落实到位，寨卡疫情防控工作科学有序开展。

（四）科学部署，加强口岸蚊媒防控

广州机场局一方面，加强对航空器客舱、货舱等关键部位的现场查验，以及对蚊虫等医学媒介生物的检查和杀灭处理；另一方面，加强白云机场口岸蚊媒的监测工作，在原有蚊虫常年监测工作基础上，再加大监测力度，结合白云机场口岸的具体情况制定了医学生物媒介监测的年度工作计划，聘请专业的病媒生物防治队伍实施相关监测工作，通过增加监测人手及监测频次、方法等手段，按照"定人、定时、定生境、定方法"四定原则，密切监测蚊虫密度动态。同时，与白云机场地区爱国卫生运动委员会、白云国际机场股份有限公司等机构、单位一起，加强对区域重点生境的防蚊灭蚊工作，严密控制口岸区域蚊虫密度，特别是蚊成虫监测（二氧化碳灯诱法）和伊蚊幼虫密度监测（诱卵器法）两项技术指数不超标。

第五节　输入性寨卡病毒典型案例的发现与处置

一、全国首例输入性寨卡病毒病病例的发现与处置

2016 年 2 月 9 日，我国确诊首例输入性寨卡病毒病病例。具体情况如下：

（一）现场检疫查验

2016 年 2 月 4 日，患者男，34 岁，江西省赣州市赣县人，为广东省东莞市某公司工作人员，发病前有委内瑞拉旅行史（委内瑞拉为寨卡病毒疫情发生国）。患者于 1 月 28 日在委内瑞拉出现发热伴头晕、头痛症状，曾在当地医院接受门诊治疗，用药不详，治疗后症状好转，但反复出现低热症状。2 月 2 日从委内瑞拉出发，经香港机场（入境香港航班 AF188 航班）中转，乘渡轮（新鹤山 3A196 船班）于晚 8 点由深圳福永码头口岸入境。红外热成像体温监测系统（报警温度设定为 37℃）显示，该旅客入境时的体温为 36.2℃，步入旅检大厅时精神状态好，未见身体不适情况，也未向现场检疫人员主动申报疫情流行国家的居住史、境外和旅行途中的健康状况。同时当次船班的机场高速船公司向深圳局提交的申报信息显示，该 3A196 船班上入境福永码头 19 人次，没有发现有症状旅客。

（二）主动就医

患者 2016 年 2 月 5 日抵达江西省赣州市赣县。2 月 6 日患者因出现身体不适，自行前往医院就诊并被收入赣县人民医院感染性疾病科接受隔离治疗。

患者自述自 1 月 28 日起，无明显诱因出现间歇性发热（自述 38.0℃），头晕头痛、畏寒伴乏力，2 月 2 日起出现阵发性针刺样眼眶痛，同时出现散在细小红色皮疹、从颈

后蔓延到前胸部、四肢、躯干，未高出皮肤；2月5日（出疹第4天）颈部散在，其余皮疹消失；皮疹症状持续6天，2月7日颈部皮疹消失。曾在委内瑞拉当地就诊，用药不详，治疗后症状好转，但反复出现低热症状，具体体温不详。

2月6日入院后，体温正常，出现头晕头痛、乏力、畏寒等症状，双侧结膜出现充血，血清、尿液标本采用逆转录聚合酶链反应方法（RT-PCR）进行检测，均显示寨卡病毒核酸阳性；

2月7日，体温37.5℃，同时伴有头晕头痛，结膜充血范围有所缩小变淡，无其他不适。

2月8日，体温正常，结膜充血情况持续好转，血清标本寨卡病毒检测结果为阴性，尿液标本寨卡病毒检测结果为阳性。江西省卫生计生部门结合患者流行病学史、临床表现及当地实验室检测结果，判定该病例为疑似寨卡病毒感染病例，同时于当晚将标本送中国疾病预防控制中心进行复核检测。

2月9日，尿液标本寨卡病毒检测结果为阳性。国家卫生计生委组织的专家组根据患者流行病学史、临床表现和中国疾病预防控制中心对患者标本复核检测结果，确诊该病例为我国首例输入性寨卡病毒感染病例。

2月10日，尿液标本寨卡病毒检测结果为阴性。

2月11日，结膜充血消失，无其他不适。

已公开发表的数据显示：患者血液标本的登革热和基孔肯雅热RNA结果为阴性，出现症状后第9天血液标本寨卡病毒RNA阳性（病毒载量为$1.4×10^4$备份/mL）。此后，血液标本寨卡病毒RNA阳性持续了9天。第10天～14天每天1次采集尿样，第10天、第11天、第12天寨卡病毒RNA阳性（病毒载量分别为$8.6×10^4$备份/mL、$4.5×10^4$备份/mL和$1.2×10^4$备份/mL）。

（三）后续情况追踪

该患者入院隔离治疗期间以对症治疗为主，采用喜炎平抗病毒治疗，并口服布洛芬片降温治疗。经过近一周的隔离治疗，体温恢复正常、皮疹消退，患者2016年2月14日康复出院。

（四）事件的启示与意义

1. 凸显强化旅行者自我申报意识的重要性

从寨卡流行区域返回的病毒感染者出现症状的时间通常为离开后6天，输入病例旅行者从流行区域返回后1～2周内出现症状。本病例基本符合以上特点。

本例患者有流行地区旅行史，旅行前有发热症状，并于出现后第6天回国，但入境时无发热及全身体征，红外体温监测显示无发热，并且未向现场检疫人员主动申报疫情流行国家的居住史、境外和旅途中的健康状况。船公司提交的申报信息也没有显示发现有症状旅客。以上情况，再次警示入境旅行者自我申报的重要性。

该病例情况反映出加强国际旅行前医学咨询的必要性。对于前往或从蚊媒传染病近期流行地区的旅行者而言，出发前全面的医学咨询尤其重要。咨询内容应涵盖如何预防蚊媒叮咬，避免使用有关药物，减少可疑或确诊登革热患者的出血风险。

2. 凸显通过地方行政部门与口岸卫生主管当局联防联控机制，早期识别寨卡病毒病的迫切性

早起识别、发现输入性寨卡病毒病例非常重要。人感染寨卡病毒后，约80%的人为隐性感染，仅有约20%的寨卡病毒感染者出现发热等症状，多数患者症状轻微。潜伏期一般为3~12天，有研究表明患者发病早期产生病毒血症（约为5~7天），并具有传染性。因此，如果入境时患者没有出现可监测到的发热及其他全身症状，在口岸发现可疑病例的难度较大。因此，一线临床医生的早期识别就显得特别重要。在出现输入病例后，口岸卫生主管当局、卫生行政部门及时发布寨卡病毒流行国家、地区的疫情信息。同样措施也适用于其他新发传染病或具有重要公共卫生意义的其他传染病。

本病例及时就诊、及时告知旅行史，以及被医院及地方公共卫生行政部门及时发现并采样检测，一方面，得益于此前口岸卫生主管当局在口岸的全面宣教，提高了患者就诊意识；另一方面，也得益于地方卫生行政部门对医疗机构的早起识别、诊断和信息通报要求。

3. 我国存在寨卡病毒病传播与暴发风险，应加强对病例的早期识别能力

尽管寨卡病毒感染的临床表现轻微，具有自限性，但如旅行者居住地有蚊媒广泛存在，仍应认为具有潜在危害。既往登革热和基孔肯雅热在法国、克罗地亚和意大利的传播均已证实这一点。

本病例为我国首例输入性寨卡病毒病病例，由于埃及伊蚊和白纹伊蚊在我国大部分区域广泛存在，因此，国内易感人群存在感染风险。患者途经深圳市返回江西省，幸运的是，江西省和深圳市2月份伊蚊不活跃，，因此，在当地传播的风险较低。不过，随着夏季到来，伊蚊密度增加，旅行产生的传播风险将难以忽视。仍应特别注意输入病例引起的我国境内寨卡病毒暴发，早期识别寨卡病毒输入病例，并加强实验室检测能力。

二、全国口岸首例寨卡病毒病病例的发现与处置

2016年2月12日，广东检验检疫局（以下简称"广东局"）所辖白云国际机场口岸从来自委内瑞拉的入境人员中，检出全国口岸首例寨卡病毒病病例。具体情况如下：

（一）现场检疫查验

2月12日，广东局白云机场口岸卫生检疫人员对俄罗斯飞来广州的SU220航班入境旅客进行检疫查验的过程中，红外图像显示某旅客的体温为37.5℃。现场检疫人员透过个人的衣着特征，从众多的入境旅客中找出该旅客，在双方做好个人防护的前提下，将发热人员带入检疫排查室作进一步的流行病学调查和医学排查。

流行病学调查情况：中国籍，男性，28岁，自诉发热、咽痛1天，未服用药物治疗，在委内瑞拉工作3年多，于当地时间2月9日从委内瑞拉加拉加斯机场乘坐飞机，中转荷兰、俄罗斯返回广州。发病前12天有传染病患者接触史（为其在委内瑞拉当地友人，该友人在2016年1月曾患蚊媒传染病，当地人称为"蚊毒"，具体诊断结果不详），否认性接触史和输血史。

医学排查情况：复测腋温38.5℃，咽部疼痛，头面部、胸背部可见红色斑丘疹。该发热人员签署《采样知情同意书》后，现场采血做登革病毒快速筛查，结果为IgG（－）、IgM（－）。自诉独自回国，无同行人员。

（二）口岸现场处置情况

鉴于该发热人员来自寨卡病毒病毒病疫情发生地委内瑞拉，有疑似病例密切接触史，临床表现为发热（38.5℃），伴有咽痛、皮疹等症状，依据相关方案，初步判定该名发热人员为寨卡病毒病疑似病例。广东局按照国家质检总局相关公告和文件规定，处置如下：

一是启动联防联控机制，协调广东省卫生与计划生育委员会、边检、海关和航空公司等部门，使用负压救护车转运疑似病例及其同行人员至指定医院——广州市第八人民医院进行进一步的排查诊治。

二是加强对同航班入境人员的排查后，未发现其他有异常症状者。对同航班人员进行宣教后，将信息整理存档，把同行人员的流调资料及时通报广东省卫生与计划生育委员会，以便做好境内追踪管理。

三是对航空器和口岸相关场所等可能污染的区域进行严格的消毒、灭蚊等卫生处理。

四是将疑似病例的样本立刻送至广东局技术中心卫生检疫实验室（以下简称"卫检室"），并连夜开展检测。

五是将相关处置情况按时逐级报告至国家质检总局卫生司、通报广东省卫生与计划生育委员会等相关职能部门。

（三）后续追踪与反馈

2016年2月12～13日，经卫检室检测及多次复核，确认该疑似病例样本检测结果为寨卡病毒核酸阳性，登革病毒和基孔肯雅病毒核酸阴性。在总局卫生司和办公厅的指导下，我局立即组织专家进行研判，判定该病例为"高度疑似"寨卡病毒感染病例（因该病例为广东省首例寨卡病毒疑似病例，我局无权限直报确诊结论），并将这一情况立即上报国家质检总局并通报广东省卫生计生委。

2月15日，经中国疾病预防控制中心复核检测，确认该病例为寨卡病毒病确诊病例。自此，广东局检出了全国口岸首例、广东省首例输入性寨卡病毒病确诊病例。

（四）事件启示与意义

1. 提示执行口岸卫生检疫法律法规相关条款的重要性

在当前全球化形势下，国际旅行和国际贸易往来暴发式增加，新发传染病和再发传染病的流行此起彼伏，口岸传染病预防控制充满挑战。《国际卫生条例（2005）》发布后，世界卫生组织建议各国为落实该条例构建适宜的法律框架，为技术措施提供法律保障和法律依据。

在目前口岸传染病防控工作所面临的严峻形势下，《中华人民共和国国境卫生检疫法实施细则》第一百零二条的"规定凡在境外居住1年以上的中国籍人员，入境时必须向卫生检疫机关申报健康情况。"的意义尤其突出。

本案例中的患者在境外居住3年，从近期有疫情的国家返回中国，离开流行区域前有流行病学史，有发热、咽痛等自知症状。由于患者有体温升高而通过现场红外体温监测和医学巡查发现。另一方面，大量存在的无发热症状、其他自知症状轻微的寨卡病毒病患者是重要的传染源，却难以被红外体温监测和现场巡查发现。因此，依据法规对患者要求强制性的自我申报具有重要的公共卫生学意义。如何在快速放行的要求下，平衡旅行者权益和公共卫生措施之间的取舍，是新形势下值得探讨和关注的议题。

2. 有效落实口岸卫生主管当局与卫生行政机构的联防联控机制是执行《国际卫生条例（2005）》的重要措施

本案例是中国内地口岸首例检出的国内未见分布的输入性传染病病例，案例的成功发现处置源于三方面的成功实践：一是口岸一线的精准监测。二是实验室对国内未见传染病的实验室检测能力的长期技术储备。三是口岸卫生主管当局与卫生行政机构的联防联控机制的有效落实。

《国际卫生条例（2005）》强调多部门、多组织合作，本案例中口岸卫生主管当局与卫生行政机构的联防联控机制的有效落实正是执行《国际卫生条例》的上佳实例，对在口岸阻断传染病在国际间传播有着现实的示范效应。

三、全国首起输入性家庭聚集性寨卡病毒感染病例的发现与处置

2016年2月25日，广东出入境检验检疫局所辖白云国际机场口岸从来自委内瑞

拉的入境人员中，检出全国首起输入性家庭聚集性寨卡病毒感染病例。具体情况如下：

（一）现场检疫查验

2月25日16时42分，由美国飞来广州的CZ300航班的旅客有序地接受入境卫生检疫，红外图像显示某旅客的体温为37.5℃，检疫人员透过个人的衣着特征，从众多的入境旅客中找出该旅客及其同行人员，在双方做好个人防护的前提下，将发热人员及其同行人员带入检疫排查室，作进一步的流行病学调查和医学排查。

流行病学调查情况：委内瑞拉籍，男，6岁，其监护人代述该男孩已发热半天，未服用药物治疗，在委内瑞拉居住一年半，于当地时间2月20日从委内瑞拉前往美国，又于2月25日从美国乘机回广州，承认有蚊虫叮咬史，否认疑似病例接触史及输血史。

医学排查情况：复测腋温38℃，未见眼结膜充血、咽部充血、扁桃体肿大和淋巴结肿大等症状及体征。在发热人员的监护人签署《采样知情同意书》后，现场采血做寨卡病毒快速筛查，结果为IgG（＋）、IgM（±）。同行人员包括父亲，中国籍；母亲，中国籍；姐姐，委内瑞拉籍。经现场排查，均未发现任何异常症状体征。

（二）口岸现场处置情况

鉴于该发热人员来自寨卡病毒病病疫情发生地委内瑞拉，有蚊虫叮咬史，临床表现为发热，快速检测结果为阳性，依据相关方案，初步判定该名发热人员为寨卡病毒病疑似病例。广东局按照国家质检总局相关公告和文件规定，处置如下。

（1）启动联防联控机制，协调广东省卫生与计划生育委员会、边检、海关和航空公司等部门，使用负压救护车转运疑似病例及其同行人员至指定医院——广州市第八人民医院进行进一步的排查诊治。

（2）加强对同航班入境人员的排查后，未发现其他有异常症状者。对同航班人员进行宣教后，将信息整理存档，把同行人员的流调资料及时通报广东省卫生与计划生育委员会，以便做好境内追踪管理。

（3）对航空器和口岸相关场所等可能污染的区域进行严格的消毒、灭蚊等卫生处理。

（4）将疑似病例的样本立刻送至广东局技术中心卫生检疫实验室（以下简称"卫检室"），并连夜开展检测。

（5）将相关处置情况按时逐级报告至国家质检总局卫生司、通报广东省卫生与计划生育委员会等相关职能部门。

（三）后续追踪与反馈

1. 实验室连夜检测，快速报告结果阳性

2016 年 2 月 25 日 23 时 20 分，广东局卫检室报告，该疑似病例血样和唾液样本检测结果为寨卡病毒核酸阳性，尿样检测结果阴性。

2. 我局及时报告通报，实施有效联防联控

23 时 30 分，我局将相关检测结果报告总局并通报广东省卫生计生委，并获知因家属强烈要求，该病例已于 22 时从广州市第八人民医院办理出院手续，返回恩平。我局立即将相关情况通报广东省卫生计生委，同时通知江门局与地方卫生计生部门做好联防联控。

3. 多方合作迅速行动，四名人员均为寨卡病毒感染者

2 月 26 日凌晨，接江门检验检疫局反馈，患者已在恩平市人民医院隔离诊治，地方卫生计生部门对同行人员进行了跟踪观察。我局与广东省卫生计生委保持密切联系。2 月 27 日 16 时 57 分，我局接广东省卫生计生委通报，按照我局提供的患者及密切接触者信息，经流行病学调查、实验室检测和省专家组会诊，判定病例及其姐姐为寨卡病毒感染确诊病例，其父母为寨卡病毒携带者，江门市卫生计生部门对 4 人均采取了隔离治疗措施。

（四）事件的启示和意义

1. 凸显口岸创新传染病防控模式的重要性

本起家庭聚集性病例的首个病例在广东口岸通过红外体温监测、现场医学巡查及现场快速筛查等措施截获，在口岸现场快速锁定可疑病例的筛查范围，突出了快速、有效、有的放矢的口岸传染病防控技术特点，凸显创新完善"口岸查验-实验室检测-快速联控"三环一体传染病防控模式的重要性和实效性。

2. 凸显口岸卫生主管当局与地方行政部门联防联控机制，早期识别寨卡病毒病的必要性

早起识别、发现输入性寨卡病毒病例非常重要。有研究表明患者发病早期产生病毒血症（为 5～7 天），并具有传染性。本病例通过广东局、江门局与地方卫生行政部门联动，医院及地方疾病防治机构及时发现、采样检测及信息通报，对这起聚集性病例的早期识别、诊断及防控起到重要作用。

3. 我国部分地区存在寨卡病毒病传播与暴发风险，应加强预防措施

有研究指出，2015 年巴西寨卡疫情暴发，从样本中分离出的病毒株与法属波利尼西亚病毒株最接近，两者都属于亚洲系。因此，推测巴西寨卡病毒的出现与 2014 年 8 月在巴西举办的世界帆船大赛有关，当时，已经暴发疫情的法属波利尼西亚参加了帆船比赛。

本病例为全国首起输入性家庭聚集性寨卡病毒感染病例，2 名为患者，2 名为隐形感染者，都可能成为传染源，具有重要的公共卫生学意义。如果能对其在委内瑞拉的居住环境及蚊虫情况进一步调查，并探讨与病例之间关系，将更具丰富的流行病学意义。

由于白纹伊蚊是广东地区优势蚊种，区域内易感人群存在感染风险。不过，2 月份广东省伊蚊不活跃，因此，在当地传播的风险较低。

随着气温逐渐升高，白纹伊蚊密度增加，旅行产生的传播风险持续增高。输入病例引起的我国局部地区，尤其南方地区寨卡病毒暴发。迅速采取公共卫生预防措施，有助于避免本地传播，如：开展公共预防知识教育，采取措施预防蚊虫叮咬。

本章参考文献

1. 世界卫生组织．全球应对寨卡病毒疫情．2016 - 07 - 15. http：//www. who. int/emergencies/zika - virus/response/zh/.

2. 世界卫生组织．世界卫生组织/泛美卫生组织和合作伙伴公布未来 18 个月的寨卡战略应对计划．2016 - 06 - 17. http：//www. who. int/mediacentre/news/notes/2016/zika - response/zh/.

3. Hayes EB. Zika Virus Outside Africa. Emerg Infect Dis，2009，15（9）：1347 - 1350.

4. Li J，Xiong Y，Wu W，et al. Zika virus in a traveler returning to China from Caracas，Venezuela，February 2016. Emerg Infect Dis，2016，22（6）：1133 - 1136.

5. Musso D. Zika virus transmission from French Polynesia to Brazil. Emerging Infectious Diseases，2015，21（10）：1887.

6. WHO. Mosquito control：can it stop Zika at source? 2016 - 02 - 17. http：//www. who. int/emergencies/zika - virus/articles/mosquito - control/en/.

7. WHO. The History of Zika Virus. http：//www. who. int/emergencies/zika - virus/history/en/.

8. WHO. WHO public health advice regarding the Olympics and Zika virus. 2016 - 05 - 18. http：//www. who. int/mediacentre/news/releases/2016/zika - health - advice - olympics/en/.

9. WHO. WHO statement on the 2nd meeting of IHR Emergency Committee on Zika virus and observed increase in neurological disorders and neonatal malformations. 2016 - 03 - 08. http：//www. who. int/mediacentre/news/statements/2016/2nd - e-

mergency – committee – zika/en/.

10. WHO. WHO statement on the first meeting of the International Health Regulations (2005) (IHR 2005) Emergency Committee on Zika virus and observed increase in neurological disorders and neonatal malformations. 2016. 02 – 01. http: //www. who. int/mediacentre/ news/statements/2016/1st – emergency – committee – zika/en/.

11. WHO. WHO statement on the third meeting of the International Health Regulations (2005) (IHR (2005)) Emergency Committee on Zika virus and observed increase in neurological disorders and neonatal malformations. 2016 – 06 – 14. http: // www. who. int/mediacentre/news/statements/2016/zika – third – ec/en/.

12. Zammarchi L, Stella G, Mantella A, et al. Zika virus infections imported to Italy: clinical, immunological and virological findings, and public health implications. J Clin Virol, 2015, 63: 32 – 35.

附录文件

附录 1. 国卫发明电〔2016〕10 号：国家卫生计生委办公厅关于印发防控寨卡病毒疫情应急预案的函

附录 2. 质检卫函〔2016〕6 号：质检总局卫生司关于加强国际交通工具上寨卡病毒等疫情防控工作的通知

附录 3. 国家质检总局卫生司：寨卡病毒病和黄热病等重点传染病口岸防控工作指导方案

附录 4. 关于防控寨卡病毒病疫情传入我国的公告（2016 年第 20 号）

附录 5. 国卫办医函〔2016〕259 号：国家卫生计生委办公厅关于印发寨卡病毒病诊疗方案（2016 年第 2 版）的通知

附录 6. 国卫办疾控函〔2016〕311 号：国家卫生计生委办公厅关于印发寨卡病毒病防控方案（第二版）的通知

附录 7. 中疾控传防发〔2016〕41 号：中国疾病预防控制中心关于印发寨卡病毒病防控方案（第二版）相关技术文件的通知

附录 1

国家卫生计生委办公厅
关于印发防控寨卡病毒疫情应急预案的函

国卫发明电〔2016〕10号

中宣部办公厅、中央网信办秘书局，外交部、科技部、公安部、交通运输部、商务部、海关总署、质检总局、体育总局、食品药品监管总局办公厅，国家旅游局办公室、国家气象局办公室、国家民航局综合局、国家中医药局办公室，中央军委后勤保障部卫生局、武警部队后勤部：

根据中央领导同志重要批示精神，按照 2016 年 2 月 1 日应对寨卡病毒疫情联防联控工作机制会议部署，我委制定了《防控寨卡病毒疫情应急预案》。现印发给你们，请遵照执行。

联系人：卫生应急办公室　陈雷、吴敬

电话：010 - 68792975、68792558

国家卫生计生委办公厅

2016 年 2 月 24 日

防控寨卡病毒疫情应急预案

2016 年 2 月 1 日，世界卫生组织宣布"小头畸形及其他神经系统疾病聚集性病例，构成'国际关注的突发公共卫生事件'"，并指出这些病症可能与寨卡病毒疫情有关。目前，寨卡病毒疫情在美洲多个国家流行，并先后输入欧洲、亚洲、大洋洲等地。世界卫生组织认为，寨卡病毒可能引发全球传播。由于我国与相关疫情发生国家存在比较密切的人员往来，不排除寨卡病毒感染病例不断输入我国。寨卡病毒主要通过伊蚊叮咬传播，传播媒介为埃及伊蚊、白纹伊蚊等，人群对该病毒普遍易感。我国海南、云南、广西、广东等地有埃及伊蚊分布，河北、山西、陕西以南的广大地区有白纹伊蚊分布，存在通过蚊虫叮咬在我境内传播扩散疫情的风险。为做好寨卡病毒疫情防控应急工作，特制定本预案。

一、目的

充分发挥应对寨卡病毒疫情联防联控工作机制（以下简称联防联控工作机制）作用，科学、有序、有效做好寨卡病毒疫情防范和应对工作，及时高效处置疫情，保障人民群众的身体健康和生命安全，维护经济平稳发展和社会稳定。

二、工作原则和防控策略

在党中央、国务院的统一领导下，按照"密切关注、防控为主、科学应对"的原则，坚持"以防控疫情输入为主，以专群结合预防为主、以重点地区防控为主"的"三为主"防控策略，有效组织疫情防范指导、检疫、诊治和应急处置等措施的落实，并积极开展以灭蚊和环境整治为重点的爱国卫生运动。

三、编制依据和适用范围

根据《中华人民共和国传染病防治法》《中华人民共和国国境卫生检疫法》《中华人民共和国突发事件应对法》《突发公共卫生事件应急条例》《国家突发公共卫生事件应急预案》《国际卫生条例〔2005〕》等编制。

本预案适用于我国境内寨卡病毒疫情防控应急工作。

四、疫情防治的相关技术准备

参考世界卫生组织和相关国家寨卡病毒疫情防治技术，组织专家就寨卡病毒病的临床诊疗、病例管理、疫情防控、流行病调查、样本运输和实验室检测、蚊媒监测和控制、口岸疫情防控、宣传教育等制定相关技术文件，做好疫情防治技术准备。

五、疫情应对不同情形划分

根据境外疫情发展态势，以及我国发生疫情后，疫情呈现个案偶发、局部暴发还是扩散蔓延等不同情况，在充分分析疫情波及范围、对象、危害程度和各环节科学防控需要的基础上，选择确定寨卡病毒疫情防控的3个关键情形：

情形一：我国境内发生寨卡病毒输入性病例（可能出现与疫情存在关联的新生儿小头畸形及其他神经系统疾病，以下同），但尚无本土感染病例出现。

情形二：我国境内发生寨卡病毒本土感染病例，疫情在局部地区传播。

情形三：寨卡病毒疫情在我国3个（含3个）以上省份流行，并呈进一步扩散蔓延态势；或者在短时间内出现数量较多，与疫情存在关联的新生儿小头畸形及其他神经系统疾病病例。

六、组织管理

（一）启动联防联控工作机制。联防联控工作机制由国家卫生计生委牵头，成员单位包括中宣部、中央网信办、外交部、科技部、公安部、交通运输部、商务部、海关总署、质检总局、体育总局、食品药品监管总局、旅游局、气象局、民航局、中医药局、中央军委后勤保障部卫生局、武警部队后勤部。

联防联控工作机制召集人由国家卫生计生委相关负责同志担任，办公室设在国家卫生计生委卫生应急办公室。

（二）联防联控工作机制的主要职责。会商研判疫情发展趋势，研究确定不同疫情形势下防控工作策略和重大措施，完善应对预案，统筹协调和指导各相关部门、地区落实各项防控措施，组织对疫情防范和应对工作落实情况开展督导检查。

各成员单位按照职责分工，强化信息沟通和协调配合，加强防控工作各环节的衔接，共同做好疫情防范和应对工作。中国人民解放军和武警部队根据疫情防控需要，积极参与、支持各项工作。

七、不同疫情情形的应对措施

情形一：我国疫情防控进入一般突发公共卫生事件应急响应阶段。启动联防联控工作机制，抓好疫情防范各项措施和应对准备工作的落实。

（一）加强疫情监测和风险评估。积极开展国内寨卡病毒感染病例，以及与寨卡病毒感染存在关联的新生儿小头畸形及其他神经系统疾病等监测，密切跟踪境外发展态势，与世界卫生组织和美国、巴西等国家疾控机构保持密切联系，组织专家做好疫情风险评估，建立疫情信息和风险评估结果及时通报制度（国家卫生计生委牵头负责）。根据需要提供气象资料，协助开展疫情传播扩散风险评估（气象局负责）。

（二）我国境内输入性病例的确诊和应急处置。制定完善首例输入性病例的确诊、信息发布等工作方案，明确相关地方、相关部门责任，以及工作流程（国家卫生计生委、中宣部负责）。

重点做好流行病学调查、病例监测、新生儿小头畸形及其他神经系统疾病监测、蚊媒监测、风险评估、病例诊治、蚊媒控制、舆情监测、风险沟通等工作，并在埃及伊蚊、白纹伊蚊孳生地区采取严格的病例管理措施（国家卫生计生委牵头，相关部门配合）。

（三）强化口岸防控，严防疫情输入。坚持严把国门，有效降低传入我国的风险。落实口岸卫生检疫相关措施，做好疫情发生国入境人员、交通工具、集装箱和货物等的检疫查验和卫生处理，严防病媒蚊虫输入我国。同时，严格落实我国来自疫情发生国家和地区交通工具上的防蚊灭蚊措施（质检总局牵头，公安部、商务部、交通运输部、海关总署、民航局配合）。

（四）对出境旅游等人员进行健康提示。根据国家卫生计生委通报的疫情信息，商外交部门同意后，对前往疫情发生国或地区旅游者，以及劳务、商务等人员开展必要的健康提示（旅游局、质检总局牵头，国家卫生计生委、外交部、商务部配合）。

（五）开展以灭蚊和环境整治为重点的爱国卫生运动。动员各有关地方政府，开展以灭蚊和环境整治为重点的春季爱国卫生运动，尤其是动员疫情防范重点地区及早动手，加大力度，有效推进专项行动，从源头上切断蚊媒传染病传播途径；在有埃及伊蚊、白纹伊蚊孳生的疫情输入地区，动员疫情发生地政府，发动群众参与，降低疫情通过媒介传播的风险（全国爱卫办牵头负责，质检总局配合）。

（六）落实病例医疗救治工作。制定诊疗方案，开展必要的培训，提高病例发现、诊治能力。同时，加大传染病防治监督执法力度（国家卫生计生委负责）。

充分发挥中医药在疾病预防及病例治疗中的独特优势和作用（中医药局负责）。

（七）开展疫情防控科研工作，推动相关科研攻关，对诊断试剂、治疗技术、药物和动物模型、疫苗开发等技术进行分析研究，根据疫情防控需要，选择科研攻关项目（科技部负责，国家卫生计生委、中央军委后勤保障部卫生局配合）。做好检测试剂的应急审批工作（食品药品监管总局负责）。

（八）积极做好境外中国公民疫情防控工作。支持做好我在疫情发生国中资机构工作人员、使领馆工作人员和华侨华人的疫情防控工作（外交部、商务部、国家卫生计生委负责）。

做好我赴巴西参加奥运会的中国代表团防护工作（体育总局负责，外交部、国家卫生计生委配合）。

（九）强化疫情防控宣传教育工作。适时制订宣传工作方案，及时公布我国疫情形势和政府应对举措，适度报道境外疫情动态，正确把握舆论导向，避免炒热，引起社会恐慌（中宣部负责）。科学确定宣传口径，组织专家和医务工作者，通过传统传媒方式和新兴媒体等多种渠道，普及科普和防护知识，引导公众科学认知、理性应对，提高公众防护能力（国家卫生计生委负责）。报道我国政府积极应对举措，维护社会稳定（中宣部、国家卫生计生委负责）。

加强网络舆情监测，及时封堵有害信息，依法打击造谣者，及时澄清不实传言（中央网信办、公安部、国家卫生计生委负责）。

（十）务实开展国际合作。加强与国际社会的沟通与联系。在采取重大疫情防控举措前，充分考虑国际影响和双边关系，回应疫情发生国向我提出援助请求。及时跟进相关国际组织对疫情的研判意见和相关建议，加强国际技术合作，吸收国际疫情防控经验，分享中国突发公共卫生事件应对经验，开展我国内地外籍感染病例的疫情防控工作（外交部、商务部、国家卫生计生委、质检总局负责）。

做好灭蚊药品、设备的援助准备工作（商务部负责）。

（十一）做好军队和武警系统疫情防范和应对准备工作。（中央军委后勤保障部卫生局、武警部队后勤部负责）。

情形二：我国疫情防控转入较大突发公共卫生事件应急响应阶段。当我国境内发生寨卡病毒本土感染病例，疫情在局部地区传播时，充分发挥联防联控工作机制作用，指导疫情发生地研究启动较大突发公共卫生事件应急响应，在继续落实好情形一各项疫情防控措施的基础上，做好以下工作。

（1）我国境内首例本土病例的确诊，以及局部地区聚集性疫情的应急处置。制定完善首例本土病例的确认流程，重点强化病例监测、新生儿小头畸形及其他神经系统疾病监测、蚊媒监测、风险评估工作，做好流行病学调查、病例诊治、蚊媒控制、舆情监测和引导等工作，严格病例（传染源）的管理控制措施（国家卫生计生委牵头，相关部门配合）。

（2）降低疫情传播风险。疫情发生省份深入开展以灭坟和环境整治为重点的爱国卫生运动，加强监督检查和指导，降低埃及伊蚊、白纹伊蚊的蚊媒密度，有效降低疫情通过媒介传播扩散的风险（全国爱卫会办公室牵头负责）。

情形三：我国疫情防控转入重大突发公共卫生事件应急响应阶段。当疫情在我国进一步大范围传播扩散，或者在短时间内出现数量较多约新生儿小头畸形及其他神经系统疾病病例时，强化联防联控工作机制，指导疫情发生地省级人民政府研究启动重大突发公共卫生事件应急响应，在继续落实好情形二各项防控措施基础上，做好以下工作。

（1）强化监测与风险评估。进一步强化病例监测、新生儿小头畸形及其他神经系统疾病监测、蚊媒监测和舆情监测等，实行疫情日会商和定期风险评估制度。

（2）暴发疫情应急处置。严格落实以灭蚊和环境整治为重点的爱国卫生运动措施（全国爱卫会办公室牵头负责）。

做好新生儿小头畸形及其他神经系统疾病病例救治，努力防范死亡病例出现；提出对重点人群的生育干预措施建议，如发现孕妇被感染者时，及时加强产检，必要时可引导终止妊娠，防范新生儿小头畸形出现（国家卫生计生委牵头，相关部门配合）。

（3）强化舆论引导。进一步加大疫情防控知识普及力度，引导公众尤其是孕妇科学落实好防蚊措施。大力宣传党和政府的积极应对举措，维护社会稳定（中宣部、国家卫生计生委、中央网信办负责）。

当寨卡病毒疫情对我国公共卫生安全不构成现实的重大威胁或危害时，根据联防联控工作机制专家评估意见，经联防联控工作机制研究可转入常态管理模式，并报国务院备案。

八、相关保障

（一）信息保障。密切跟踪寨卡病毒疫情基本情况，以及各国防控措施和工作进展（国家卫生计生委、外交部负责）。做好疫情形势研判，及时通报研判结果，为共同做好疫情防范和应对工作提供依据（国家卫生计生委牵头负责）。

（二）预案和方案保障。组织制定防控寨卡病毒疫情应急预案（国家卫生计生委牵头负责）。针对不同对象、各个环节、各类情况，制订具体明确、科学实用的预案或方案，加强相关防控应急工作的培训和演练（联防联控工作机制各成员单位负责本部门预案和方案的制定，并做好相互协作配合）。

（三）经费保障。做好疫情防范和应对经费保障工作（联防联控工作机制各成员单位各自负责）。

质检总局卫生司关于加强国际交通工具上寨卡病毒等疫情防控工作的通知

质检卫函〔2016〕6 号

各直属检验检疫局：

近年来，埃博拉出血热、中东呼吸综合征等突发公共卫生事件不断发生。当前，美洲、大洋洲、亚洲、非洲等多个国家又出现寨卡病毒疫情，世界卫生组织宣布新生儿小头畸形症可能与之密切相关，构成"国际关注的突发公共卫生事件"，党中央、国务院高度重视口岸疫情防控工作。为了切实做好交通工具上寨卡病毒疫情等国际关注突发公共卫生事件的防控工作，保护我国公众健康，现就有关要求通知如下：

一、要求各航空公司在入出境航班上用中英文广播《入出境健康安全须知（广播稿)》（见附件）。

二、要求各交通工具运营人，尤其是前往或来自有埃博拉出血热、中东呼吸综合征、寨卡病毒病等疫情流行国家/地区的，要配合口岸检验检疫部门开展相关防控工作，发现有症状者，及时按有关规定对其进行妥善处置，同时通报口岸检验检疫部门。

三、要求各航空公司为入境重点航班配备灭蚊药具，在飞机起飞前实施灭蚊。各局对来自寨卡病毒病发生本地流行国家/地区的航班开展登机检疫，重点查验灭蚊证书、杀虫剂空罐等有效证明，对于不能提供相关证明的，立即采取灭蚊措施。

四、在往来埃博拉出血热、中东呼吸综合征、寨卡病毒病、登革热、疟疾等传染病流行国家/地区的重点航班上，配发质检总局统一印发的《入出境健康安全须知》，长期配置在飞机座位上供乘客阅览。

附件：入出境健康安全须知（广播稿）

质检总局卫生司

2016 年 2 月 18 日

附件

入出境健康安全须知（中文广播稿）

各位旅客：你们好！

根据中国国境卫生检疫法，为保护您和他人健康，中国检验检疫提示您：

一、如果您出现发热、咳嗽、呼吸困难、恶心、呕吐、腹泻、头痛、肌肉痛、关节痛、皮疹等，请及时告知乘务人员或入出境时向检验检疫机构申报。

二、如果您携带、托运了微生物、人体组织、生物制品、血液及其制品，必须向中国检验检疫机关申报并接受检验检疫，未经许可，不准入境、出境。

三、禁止携带鼠、蚊、蟑螂等可传播传染病的昆虫和动物入境。

如违反上述规定，您将承担相应法律责任。如需了解详细信息，请与中国检验检疫官员联系。

感谢您的合作与支持，祝您旅途愉快！

入出境健康安全须知（英文广播稿）

Dear passengers：

May I have your attention please！

In order to protect your and others health，according to the "FRONTIER HEALTH AND QUARANTINE LAW OF THE PEOPLE'S REPUBLIC OF CHINA"，If you have any symptoms such as fever，cough，dyspnea，nausea，vomiting，diarrhea，headache，muscle pains，joint pains，rash and so on，please contact our crews as soon as possible，or you might consult the quarantine officials later，when arriving.

If you carry with or consign the following articles，such as microbes，human tissues，biological products，blood and blood products，please declare these items to China Inspection and Quarantine and go through the required inspections. Without permissions，you could not carry with or consign the items above.

Insects and animals，which might transmit infectious diseases are not allowed to carry，such as rodents，mosquitoes，cockroaches etc.

You are welcome to follow this announcement. Any violations will incur the due legal responsibilities. For more information，please contact the quarantine officials of the port.

Thank you for your cooperation and have a pleasant journey！

附录 3

质检总局卫生司：寨卡病毒病和黄热病等重点传染病口岸防控工作指导方案

（2016 版）

针对全球寨卡病毒病疫情持续蔓延和黄热病疫情发展势态，为进一步做好口岸寨卡病毒病和黄热病等重点传染病疫情防控工作，提出如下工作指导方案：

一、加强口岸传染病防控的工作要求

（一）强化防控信息宣传

1. 目的

通过多种途径和方式的健康宣传，提高公众特别是出入境人员对黄热病、寨卡病毒病等传染病防治知识的知晓率，减少传染病跨境传播风险，降低传染病发病率和死亡率，保护民众身体健康和生命安全，保障国门卫生安全，推动经济社会稳定和谐与可持续发展。

2. 原则

紧紧围绕党中央和国务院的统一部署，着力正面宣传，强化主动引导。丰富宣传内容，拓展宣传形式，多层次、全方位开展宣传，增强宣传的针对性、实效性。

3. 内容

一是向公众特别是出入境人员发布、推送出入境卫生检疫政策法规、国际旅行健康信息、预防措施等方面的知识（见附件 1）。

二是针对黄热病疫情，强化来自和前往安哥拉等疾病流行国家和地区出入境人员的健康提示，特别是提醒前往安哥拉及其他黄热病流行国家或地区的中国公民注意接种黄热病疫苗和关注黄热病疫情（见附件 2）；提醒来自安哥拉及其他黄热病流行国家或地区的入境人员，要出示黄热病预防接种证明，并如实申报健康状况（见附件 3）。

三是针对寨卡病毒病疫情，提醒前往寨卡病毒病流行国家或地区中国公民防止寨卡病毒感染（见附件 4）；提醒来自寨卡病毒病流行国家或地区入境人员如实申报健康状况（见附件 5）。

4. 具体措施

与当地外事、教育、公安、交通、卫生、商务、旅游、宗教、铁路、民航等部门密切合作,将宣传端口前移后延,全方位、全覆盖开展防控信息宣传工作。

机上广播、塑封双面纸质材料、宣传手册、海报、电子显示屏等为宣传的基本要求,同时鼓励各检验检疫机构利用公共媒体和互联网工具扩大宣传范围。

(1) 与民航等部门合作,在国际交通工具上通过双语广播、宣传片、画册等向旅客宣传入出境健康安全须知。

(2) 设置来自疫情国家和地区人员专用通道,在各口岸旅检通道,通过宣传手册、海报、电子显示屏、触摸屏等载体向出入境人员宣传防控知识。

(3) 与电信运营商和口岸运营单位协调,在口岸区域对入出境人员以手机短信的形式自动推送入出境注意事项、主动申报内容及联系方式等。

(4) 在国际旅行卫生保健中心,通过宣传手册、海报、电子显示屏、触摸屏等载体向出入境人员宣传黄热病预防接种等知识。

(5) 与外事、教育、公安、交通、卫生、商务、旅游、宗教、铁路、民航等部门协调,通过集中培训、手机短信、网络视频、宣传手册等形式向出入境人员宣传卫生检疫政策法规、国际旅行健康信息及预防措施。

(6) 通过中央和地方电视广播与报刊,发布公益广告、典型案例和健康提示,开展全民普及宣传。

(7) 适时召开新闻发布会,及时通报疫情防控工作。围绕"国际旅行健康行"主题组织开展大型宣传活动。

(二) 强化一线检疫查验

1. 目的

根据当前国际疫情发展态势,按照总局相关公告要求,通过加强口岸来自重点地区的出入境人员、交通工具、集装箱货物的检疫查验、医学巡查等工作,切实强化口岸把关,当好口岸防火墙,强化口岸把关作用,严防疫情输入。

2. 原则

遵循依法把关和有效服务相结合的原则,严格按照相关法律法规履职,严格按照相关规范操作。

3. 内容

由于目前寨卡病毒病和黄热病流行区与我国无直通列车,故交通工具重点查验主要以航空器和船舶为主,边境汽车及行人的检疫查验重点以人员为主。

在强化检疫查验的同时,要进一步强化健康咨询、医学巡查等技术服务,确保有警必处,有症状旅客100%发现,100%排查。

4. 具体措施

具体出入境航空器检疫查验要求见附件 6。

具体出入境船舶检疫查验要求见附件 7。

具体出入境人员检疫查验要求见附件 8。

(三) 强化蚊虫监测控制

1. 目的

针对目前输入性寨卡病毒病、黄热病防控形势需要，加强口岸防控蚊媒传染病的能力建设，以这两种输入性蚊媒病防控为契机，强化对入境交通工具和集装箱的灭蚊处理检查，完善口岸和输入性蚊类监测与控制体系、技术平台和人才队伍。

2. 原则

坚持科学性与实用性相结合，用科学手段提高口岸防控蚊媒传染病的技术能力。

3. 内容

一是加强入境交通工具灭蚊处理证明的检查和灭蚊监督指导（见附件 10）。

二是加强与接壤国家地区口岸灭蚊行动及联防联控机制建设。

三是加强国境口岸蚊虫监测与控制工作。

四是加强蚊媒病相关知识的宣传。

4. 具体措施

一是对来自有寨卡病毒病、黄热病本地感染病例国家和地区的交通工具和集装箱，要求提供有效的灭蚊处理证明。灭蚊处理证明格式及灭蚊处理相关要求见附件 9、附件 10。

二是制定口岸地区具体的灭蚊技术操作手册并发放（见附件 11）。开展口岸地区蚊虫抗药性的监测检测，并适时采取相应的措施。

三是开展国境口岸和输入性伊蚊专项监测工作，采用双层帐诱法和诱卵器法实施蚊类成虫和幼虫的监测。

四是通过微信、机上宣传杂志、微课堂等方式宣传蚊媒病相关知识，以及质检总局开展的蚊媒病防控举措。

(四) 强化重点人群监测

1. 目的

针对可能由归国劳务人员带来的输入性传染病疫情，积极与地方有关部门沟通，开展健康促进活动，大力提升赴境外劳务人员的健康水平。

2. 原则

遵循职责法定、属地管理、信息共享、联防联控、科学处置的原则，做好赴境外劳务人员及其归国后的传染病监测和应急处置工作。

3. 内容

一是针对赴境外劳务人员，建立由政府部门牵头，多部门参与的传染病应急监测和处置合作机制。实现外派劳务人员出境前、境外、归国后各阶段的有效健康宣传、健康教育和健康干预。

二是发挥劳务公司和劳务人员的主观能动性和积极性，实现赴境外劳务人员的传染病监测和应急处置的信息互通、行动一致，确保第一时间发现传染病的境外输入，保障民众的健康安全。

4. 具体措施

一是将赴境外劳务公司确定为"国际传染病防控哨点单位"，明确其职责任务。包括：及时报告赴境外劳务人员和从境外归国劳务人员的动态；及时报告境外传染病疫情信息；及时对劳务人员中发生的传染病疫情进行有效处置等。

二是赴境外劳务公司应建立以随队医生为技术核心的传染病监测和防控小组，接受检验检疫机构所属国际旅行卫生保健中心的技术指导，落实建立劳务人员健康档案、出国前疫苗接种和其他预防措施、在境外驻地的医学媒介生物防控和个人防护、归国人员传染病监测以及病例的有效追踪等工作。

三是赴境外劳务公司领导和管理人员、随队医生应每年接受国际旅行传染病防控知识培训，提高理论水平和防控效果。赴境外的劳务人员出国前必须接受健康教育，了解劳务目的地相关传染病的疫情，学习预防和救治知识。

四是各级国际旅行卫生保健中心应加强对劳务公司的健康管理，明确出境前、在境外、回国后的管理要求；口岸查验机构应与保健中心在有症状人员信息交流、采送样和结果反馈等方面协同工作，对重点人群加强检疫查验的同时，采取形式多样、效果良好的健康教育和宣传方式。

五是建立由所在地国际旅行卫生保健中心、疾病预防中心和传染病医院组成的"归国劳务人员传染病救治通道"。对归国劳务人员出现传染病症状的，及时发现、确诊和救治，确保相互间的信息互通互享，并向上级部门报告病人的健康状况和疫情处置进展。同时对病例涉及的传播途径和易感人群采取应急措施，避免疫情的扩散。

(五) 强化联防联控机制

联防联控是口岸传染病防控的重要途径，加强联防联控，特别是国家部委层面联防联控至关重要。

1. 目的

充分发挥联防联控工作机制作用，全面获取入出境重点人群相关信息，实施有针对性检疫监管，确保各项工作无缝衔接。

2. 原则

高度重视、内外结合、防控为主、科学应对。

3. 具体措施

联防联控工作机制涉及外事、教育、公安、交通、卫生、商务、旅游、宗教、铁路、民航等部门，具体措施如下：

一是通过联防联控工作机制联合发布疫情防控工作文件，结合实际制订具体实施细则，确保信息沟通流畅和各项工作无缝衔接。

二是共同协作最大限度的筛查来自疫情发生国家人员，保证联防联控机制运转流畅。

三是根据疫情防控需要，及时总结口岸疫情防控措施成效，查找不足或漏洞，科学制定和调整疫情防控措施。

四是加强监督检查确保防控措施有效落实，切实做好口岸传染病疫情防控工作，有效防范传染病疫情输入和扩散。

（六）强化基础技术研究

1. 开展监测技术研究

各口岸必须进一步强化系统操作规范（见附件 12）。同时，针对该系统在实际使用中存在的问题，由深圳局、检科院等联合生产厂商，尽快开展技术研究攻关，对监测系统的软硬件进行升级，有效提升操作的便利性、灵敏性和准确性。

2. 开展检测技术研究

近期由广东检验检疫局 P3 实验室开展 3 期相应的检测技术培训及比武。下阶段计划由检科院、广东局 P3 实验室等联合口岸局进行进一步研究，特别是开展口岸现场快速筛查技术研究和试剂开发，建立准确、快速的检测方法，更好为出入境人员和口岸一线服务。

3. 开展传播控制研究

由中国检科院牵头积极开展相关研究，特别是结合我国实际情况，针对疾病传播环节，开展白纹伊蚊病毒染毒和传播等方面的研究，更好地研判疫情在我国的发展趋势，为有效防控建立科学依据。

二、工作要求

（一）责任到位

在口岸疫情防控中，要切实强化领导，落实责任，树立"一把手"负责制度，要把疫情防控当成政治任务、当成头等大事来抓，出了问题也首先要追究一把手责任，各直属局在工作中必须做到五个到位，即"重点地区交通工具全部登机检疫到位、所有人员全部监测体温到位、重点人群查验索证到位，确保有症状者发现到位、有症状者全部排查到位"。

（二）把关到位

各单位、各部门在口岸检疫监管工作中，务必严格按规范操作，做到我五个到位，即"责任意识到位、专业人员到位、检测设备到位、医学巡查到位、科学处置到位"。

（三）服务到位

传染病防控需要各方的参与，各单位、各部门在检疫把关的同时要切实做好服务，要动员地方媒体、出入境人员、航空公司等广泛开展疫情防控宣传，积极争取各方配合，在日常工作中更要注意方式方法和服务技巧，努力做到"5个到位"，即"服务意识到位、服务态度到位、服务能力到位、健康咨询到位、防控宣传到位"。

附件 1

宣传方案

宣传形式	实现途径	主要内容	对象	需协调部门
原有宣传渠道	各口岸旅检通道、交通工具、保健中心	视频、画册宣传、海报、广播	入出境人员	
手机短信	通过领事保护渠道自动推送	推送到达国疫情信息及预防措施	到达疫情发生地人员	外交部、电信运营商
	进入口岸区域范围自动推送	入出境相关注意事项、主动申报联系方式等	入出境人员	电信运营商和口岸运营单位
培训	通过集中、视频和网络等方式培训	出入境卫生检疫政策法规、旅行健康信息、预防措施	劳务人员、出境旅游人员、留学生、口岸相关单位	商务、旅游、教育和出入境主管部门,劳务公司,承包商会和旅行社
微信	建立全国统一权威的微信公众号,多渠道提高关注量(如体检预约前关注,培训时提醒关注等)	推送出入境卫生检疫政策法规、旅行健康信息、预防措施,回答相关问题	全民普及宣传	注:可以将系统所有保健中心地址、咨询电话链接
大数据网站	网页和手机 APP	相关法律法规、收集和整合出入境旅检通道、保健中心人员体检信息	入出境人员	出入境、商务、旅游、教育管理部门、公安部门、民航局
媒体	电视	公益广告、典型案例	全民普及宣传	CCTV、地方 TV
	平面媒体	纸质、精美画册	入出境人员、交通工具	民航部门
系统统一大型宣传活动	围绕"国际旅行健康行",每年选择一个主题,在同一天开展宣传活动	宣传出入境卫生检疫信息,疫情信息及预防措施		媒体
设立全国统一热线电话		咨询、指导,全系统联动		

附件 2

前往安哥拉及其他黄热病流行国家或地区
中国公民健康提示

目前，非洲安哥拉正在爆发严重的黄热病疫情，已导致数十名中国公民患病，多人医治无效死亡。感染黄热病的患者可出现高热、黄疸、全身疼痛，严重者可出现多器官衰竭，甚至死亡。

黄热病通过蚊虫叮咬传播，采用防蚊措施，可降低感染风险。注射黄热病疫苗是预防黄热病最为有效的手段，99％的人在疫苗注射后会产生有效的保护性抗体。如果您注射疫苗已超过 10 年，且仍有前往疫区的计划，建议您再次注射黄热病疫苗。

黄热病为国际检疫传染病，黄热病疫苗接种证明于接种后 10 日生效，因此建议计划前往安哥拉及其他黄热病疫区国家的中国公民出发前至少提前 10 天到当地国际旅行卫生保健中心注射黄热病疫苗，领取《疫苗接种或预防措施国际证书》并随身携带，否则可能影响签证办理或入境；出发前应到当地国际旅行卫生保健中心进行健康咨询，听取黄热病预防建议。

各地国际旅行卫生保健中心电话：见质检总局网站卫生检疫与旅行健康专栏。

附件 3

从安哥拉及其他黄热病流行国家或地区
入境人员健康提示

目前，非洲安哥拉正在爆发严重的黄热病疫情，已导致数十名中国公民患病，多人医治无效死亡。感染黄热病的患者可出现高热、黄疸、全身疼痛，严重者可出现多器官衰竭，甚至死亡。

黄热病为国际检疫传染病，请您回国入境时携带国际预防接种证书（黄热病疫苗接种证明），以备检查。

请您在入境时如实填写《健康申明卡》，如果您出现高热、黄疸、全身疼痛等症状，请向入境口岸检疫官员申报，寻求医疗救治帮助，出入境检验检疫局会在最短时间内为您联系专业的医疗机构进行诊治，防止病情延误。出入境检验检疫局国际旅行卫生保健中心可为您提供免费的黄热病毒检测。

各地国际旅行卫生保健中心电话：见质检总局网站卫生检疫与履行健康专栏。

附件 4

前往寨卡流行国家或地区中国公民健康提示

目前，寨卡疫情在美洲多国暴发，并已扩散大洋洲、亚洲、欧洲等地，中国也已发现多例输入性病例。

感染寨卡病毒后可出现发热、结膜炎、皮疹等症状，怀孕妇女感染后可导致胎儿出现小脑畸形等不可逆的神经系统损伤，危害严重。

寨卡病毒可通过蚊虫叮咬传播、性接触传播。为了您和家人的健康，建议您出境前到当地国际旅行卫生保健中心进行健康咨询，听取预防寨卡病毒感染的建议；采取驱蚊、防蚊措施防止蚊虫叮咬；感染期间或疑似感染期间，性行为时采取安全有效的防护措施。

如果您在国外出现了发热、结膜炎、皮疹等症状，且有蚊虫叮咬史或与疑似感染者性接触史，请及时就医。

各地国际旅行卫生保健中心电话：见质检总局网站卫生检疫与履行健康专栏。

附件 5

从寨卡流行国家或地区入境人员健康提示

目前，寨卡疫情在美洲多国暴发，并已扩散大洋洲、亚洲、欧洲等地，中国也已发现多例输入性病例。

感染寨卡病毒后可出现发热、结膜炎、皮疹等症状，怀孕妇女感染后可导致胎儿出现小脑畸形等不可逆的神经系统损伤，危害严重。

如出现发热、结膜炎、皮疹等症状，请向机场检疫官员申报，寻求医疗救治帮助，出入境检验检疫局会在最短时间内为您联系专业的医疗机构进行诊治，防止病情延误。

由于病毒可能在感染者体内存在较长时间，建议从疫区入境的，尤其是有蚊虫叮咬史的孕妇或有怀孕计划的人员（包括男性）到当地出入境检验检疫局国际旅行卫生保健中心接受免费的寨卡病毒检测。

各地国际旅行卫生保健中心电话：见质检总局网站卫生检疫与履行健康专栏。

附件 6

出入境航空器检疫查验要求

1. 重点布控

各直属局应根据本口岸实际情况，对来自寨卡病毒病和黄热病疫情流行区的航班数量及分布进行摸底统计，评估本口岸疫情传入风险，并按照"风险评估、分类管理、动态调整、全面覆盖"的原则，确定本口岸的重点航班，实施重点管控。

2. 强化查验

各直属局应积极协调机场当局，安排来自黄热病及寨卡病毒病流行区的重点航班指定区域停靠，提高登机检疫比例，并与航空公司协作进行重点航班布控查验，同时协调航空公司加强机上广播，提示入境旅客主动申报疾病症状 14 天旅行史，力争第一时间发现可疑病例。

如来自疫情流行区航空器运行途中通报有症状人员，应采取远机位停靠、登机检疫、航空器客货舱重点灭蚊等措施，并对该航班其他人员发放就诊方便卡及健康提示卡。

3. 加强灭蚊

各直属局要进一步加强来自寨卡病毒病和黄热病流行区的航班检疫查验，重点查验其是否携带蚊虫，并查验其是否有有效的灭蚊处理证明和航空杀虫剂空罐，灭蚊处理相关要求参见附件 10。

附件 7

出入境船舶检疫查验要求

（1）来自寨卡病毒病流行区的直航船舶，如申报发现有症状人员，且不能排除寨卡病毒感染的，应在检疫锚地办理入境检疫手续。

（2）检疫人员登轮应做好个人防护并携带杀虫药械。

（3）严格核查《航海健康申报书》、灭蚊证明及其他有关证书。

（4）对船员及旅客进行医学巡查、体温监测。

（5）对发现或接到申报寨卡病毒病流行区并伴有头痛、斑丘疹、发热、全身乏力、红眼病和关节痛等症状的人员，应进行流行病学调查，现场采集标本进行实验室检测，并及时送到指定医院进行仔细排查。对同船接触人员进行信息登记，并进行追踪调查。接受检疫船舶白天应悬挂"QQ"字旗，夜晚应垂直悬挂"红、红、白、红"四盏灯。

（6）具体灭蚊处理相关要求参见附件 10。

附件 8

出入境人员检疫查验要求

1. 入境人员

1.1 强化健康申报制度。建议入境通道设置主动申报通道，提示入境旅客主动申报其过去 14 天旅行史及不适症状。

1.2 做好红外测温仪的校准和调试，到岗到人。保留完整的体温监测视频监控录像，确保入境旅客有效测温。对于红外测温仪体温超过报警阈值（37℃）者，一律进行体温复测，并做好记录。

1.3 加强症状监测和医学巡查工作。重点关注发热、皮疹、黄疸、乏力等症状旅客。

1.4 加强对来自安哥拉 1 岁以上人员的《黄热病预防接种证书》的查验力度。

1.5 对口岸发现的有症状人员，要严格进行流行病学调查和医学排查，流行病学调查除询问旅行史、蚊虫叮咬史外还应询问其性生活时和输血史。

1.6 有症状人员处置要求

1.6.1 对于现场不能出具有效的黄热病《疫苗接种或预防措施国际证书》且不能排除黄热病感染嫌疑者，一律采样检测并转交指定医疗机构及时进一步诊治。

1.6.2 对于现场不能排除寨卡病毒病嫌疑者，采样检测做好防蚊措施并转交指定医疗机构及时进一步诊治；对不同意转交医疗机构的，采样后登记有关信息交由地方卫生机构进行后续追踪；对目的地为异地而不同意就地诊治的入境人员，采样后将有关信息转交目的地检验检疫机构通报目的地卫生机构进行后续追踪。

对于以上人员，在做好上述工作的同时，有检测条件的口岸，对黄热病疑似病人采集血液、尿液、唾液、咽拭子等相关样本进行检测；对寨卡病毒病疑似病人，在签署《采样知情同意书》的基础上，采集旅客血液、尿液、唾液、咽拭子等相关样本进行检测。

1.7 无症状人员处置要求

1.7.1 对于检疫查验过程中发现的有疫情流行区旅行史的无症状旅客（包括主动申报者和不能排除感染嫌疑的同行人），登记旅客信息，发放检验检疫提示（见附件 8-1、附件 8-2）。

1.7.2 对于来自黄热病流行区的无症状人员且无有效黄热病预防接种证书的人员，除以上措施外，采样后要求该部分人员从离开黄热病流行区国境时计算，实施 6 日的居家隔离。

2. 出境人员

前往非洲、南美洲、东南亚有寨卡病毒病和黄热病等疫情发生国家和地区的出境人员为检疫查验重点人群。针对上述重点人群，在常规检疫查验的基础上，可采取以下措施重点检疫：

2.1 查验《疫苗接种或预防措施国际证书》

对前往黄热病流行国家和地区的出境人员，抽查《疫苗接种或预防措施国际证书》，抽查比率不低于 5%，对于有疫苗接种禁忌的人员，查验预防接种禁忌证明。对查验发现应持当有，但未持有效《疫苗接种或预防措施国际证书》的出境人员，告知相关卫生检疫规定，填写《出境人员传染病监测个人信息登记表》，并发放健康提示卡（见附件 8 - 3），建议在境外做好蚊虫防护，如果出境时间较长，应到当地接种黄热病疫苗，并携带《疫苗接种或预防措施国际证书》以备入境时查验。

2.2 提供健康服务

在对所有出境人员提供常规健康咨询服务的基础上，针对重点人群给予寨卡病毒和黄热病预防知识重点宣传，有条件的可发放避蚊剂等卫生保健用品。

附件 8－1

⑩入境健康提示卡（黄热病）

您好！欢迎您回国！

按照世界卫生组织公布的黄热病在全球的流行情况，您来自的国家为黄热病流行区。

由于您未进行黄热病预防接种，按照《中华人民共和国国境卫生检疫法》及其实施细则的要求，为了保护您和他人的健康，请您回国后 6 天内进行居家隔离和自我健康监测，每日早晚各测一次体温，尽量避免到公共场所（包括体检机构）活动。一旦出现发热、黄疸等症状时，建议您先到当地国际旅行保健中心或其他医疗机构进行相应的传染病筛查，并向医生报告旅行史，以便得到准确的诊断和救治。

中国检验检疫

Health Prompt at Entry to China (Yellow Fever)

Dear passengers:

According toWHO published the prevalence of yellow fever in the world, you are from countries for yellow fever epidemic area.

Because you have never vaccinated against yellow fever, in accordance with the frontier health and quarantine law of the People's Republic of China and its detailed rules, In order to protect the health of you and others, please take home quarantine and health monitoring within 6 days from today, try to avoid public places activities. If you got the symptoms such as fever, jaundice, please go to the local international travel health care center or hospitals immediately, and report to the doctor travel history, in order to get accurate diagnosis and treatment.

China inspection and quarantine

附件 8 - 2

 入境健康提示卡（寨卡病毒病）

您好！欢迎您回国！

按照世界卫生组织公布的寨卡病毒病在全球的流行情况，您来自的国家为寨卡病毒病流行区。

按照《中华人民共和国国境卫生检疫法》及其实施细则的要求，为了保护您和他人的健康，请您回国后 14 天内做好自我健康监测，采取必要的防蚊措施，1 个月内不要献血，并采取性保护措施。如有需要，可以到当地国际旅行保健中心进行免费的寨卡病毒检测。一旦出现发热、皮疹、结膜充血等症状，建议您先到当地国际旅行保健中心或其他医疗机构进行相应的传染病筛查，并向医生报告旅行史，以便得到准确的诊断和救治。

中国检验检疫

Health Prompt at Entry to China (ZIKA Virus)

Dear passengers:

According toWHO published the prevalence of Zika Virus Disease in the world, you are from countries for Zika Virus Disease epidemic area.

In accordance with the frontier health and quarantine law of the People's Republic of China and its detailed rules, In order to protect the health of you and others, please take health monitoring within 14 days from today, adhere closely to steps that can prevent mosquito bites, avoid blood donation and use condom for protection. You can get Zika virus test for free in the local. International travel health care center. If you got the symptoms such as fever, rash, conjunctivitis, etc. , please go to the local international travel health care center or hospitals immediately, and report to the doctor travel history, in order to get accurate diagnosis and treatment.

China inspection and quarantine

附件 8－3

⑩ 出境健康提示卡（黄热病）

您好！按照世界卫生组织公布的黄热病在全球的流行情况，您前往的国家为黄热病流行区。

由于您未进行黄热病预防接种，按照《中华人民共和国国境卫生检疫法》及其实施细则的要求，为了保护您和他人的健康，建议您采取以下措施：

（1）旅行时穿长袖衫和裤子，减少皮肤暴露；在外露的皮肤涂抹驱蚊剂；住宿于有空调和装有防蚊网的地方；如果住宿地没有隔蚊或空调设施，最好使用杀蚊喷剂及睡在蚊帐里；前往山林地区，请携带蚊帐和将氯氰菊酯喷在衣服和蚊帐上以增加保护效果。

（2）如果您计划在境外长期生活，建议您尽早在当地接种黄热病疫苗，并在入境时携带黄热病《疫苗接种和预防措施国际证书》以备入境时查验。

（3）旅行回国入境时，如有发热、寒战、头痛等症状，请您主动向检验检疫部门报告。

祝您旅途平安！

中国检验检疫

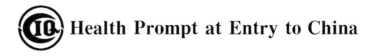 **Health Prompt at Entry to China**

Dear passengers:

According toWHO published the prevalence of yellow fever in the world, you are going to countries for yellow fever epidemic area.

Because you have never vaccinated against yellow fever, in accordance with the frontier health and quarantine law of the People's Republic of China and its detailed rules, In order to protect the health of you and others, we recommend that you take the following measures.

(1) Remain in well – screened or air – condition areas when possible during the journey, by wearing clothing covering the arm/legs, and by applying insect repellent to both skin and clothing. If not staying in well – screened or air – conditioned rooms, sleep under mosquito net and spray a flying – insect in the areas.

(2) If you plan to live overseas for long, we advise you receive vaccination against yellow fever as soon as possible, and prepare " International Certificate of Vaccination and Prophylaxis" for the inspection at the time of entry.

(3) If you have symptoms on entry such as fever, shiver, headache, etc. , please declare to the local exit – entry inspection & quarantine official.

Wish you a pleasant journey !

China inspection and quarantine

附件9

灭蚊处理证明样式

交通工具 名称及编号		启运地		经停港
集装箱编号		启运地		经停港
受理单位名称		受理人		受理时间
受理情况描述				
处理方法		使用药物及浓度		作用时间
申请人及 联系方式		处理人及联系方式		备注

附件 10

出入境交通工具、集装箱及货物寨卡病毒病、黄热病灭蚊处理技术方案

一、灭蚊处理证明

依照世界卫生组织（WHO）建议的杀虫药剂和处理方法或始发国（地区）政府部门批准使用的杀虫药剂和处理方法或其他有效的方法对交通工具、集装箱和货物实施了灭蚊处理并出具灭蚊证明。

灭蚊证明包括下列三种类型：

（1）有效的灭蚊证书（由官方签发），应注明处理对象唯一性的标识：如航空器识别号、船舶名称（或 IMO 号）、列车班次、车辆车号、集装箱箱号等。

（2）有效的灭蚊处理证明（由官方认可的机构签发），应注明处理方法、时间、时效、地点、药剂名称、用量、处理单位、收货人/发货人等。

（3）有效的航空器灭蚊处理后的药剂空罐等。

交通工具和集装箱的灭蚊证明应分别出具。

途经疫区的交通工具、集装箱未装卸货物、上下人员的不需出具灭蚊证明。

二、灭蚊处理指征

（一）主动申报或入境检疫查验时发现各种检疫对象携带有成蚊、蚊蚴、蛹、卵的。

（二）交通工具上载有蚊媒传染病病例、疑似病例或有受染嫌疑的。

（三）来自受染地区无有效灭蚊证明，携带蚊虫的。

三、灭蚊处理方式及用药推荐

（一）灭蚊处理方式

（1）表面喷洒：适用于船舶生活区外开放场所及散装货物、车辆的灭蚊处理。

（2）空间喷洒：适用于船舶生活区及货舱内、航空器机舱、列车车厢内等密闭场所及集装箱的灭蚊处理。

（3）蒸熏处理：适用于集装箱及其内部货物、船舶及其货舱内货物的灭蚊处理。

（二）常用灭蚊药剂

（1）表面喷洒和空间喷洒：拟除虫菊酯类杀虫剂等。

（2）熏蒸处理：硫酰氟等。

（3）航空器应使用 WHO 推荐的药剂。

剂量按照 WHO 推荐（附表1、附表2、附表3）的或药品使用说明书。

附表1　适用室内滞留喷洒防制蚊虫的药物和常用剂量

农药名称	剂量(有效成分)/(g/m²)	持效期/月	农药名称	剂量(有效成分)/(g/m²)	持效期/月
噁虫威 bendiocarb	0.100~0.400	2~6	顺式氯氰菊酯 α - cypermethrin	0.020~0.030	4~6
残杀威 propoxur	1~2	3~6	联苯菊酯 bifenthrin	0.025~0.050	3~6
滴滴涕 DDT*	1~2	>6	氟氯氰菊酯 cyfluthrin	0.020~0.050	3~6
杀螟硫磷 fenirothion	2	3~6	溴氰菊酯 deltamethrin	0.020~0.025	3~6
马拉硫磷 malathion	2	2~3	醚菊酯 etofenprox	0.100~0.300	3~6
甲基嘧啶磷 pirimiphos - methyl	1~2	2~3	高效氯氟氰菊酯 λ - cyhalothrin	0.020~0.030	3~6

* 在我国不允许用于卫生杀虫剂。

附表2　适用气雾剂防制蚊虫的药剂与常用剂量

农药名称	剂量（有效成分）/（mg/m²）
杀螟硫磷（fenirothion）	25.00~30.00
马拉硫磷（malathion）	11.20~60.00
甲基嘧啶磷（pirimiphos - methyl）	23.00~33.00
生物苄呋菊酯（bioresmethrin）	0.50
氟氯氰菊酯（cyfluthrin）	0.10~0.20
氯氰菊酯（cypermehrin）	0.10~0.30
苯醚氰菊酯（cyphenothrin）	0.20~0.50
精右旋苯醚氰菊酯（d, d - trans - cyphenothrin）	0.10~0.20
溴氰菊酯（deltamethrin）	0.05~0.10
右旋苯醚菊酯（d - phenothrin）	0.50~2.20
醚菊酯（etofenpox）	1.00~2.00

附表 2（续）

农药名称	剂量（有效成分）/（mg/m²）
高效氯氟氰菊酯（λ-cyhalothrin）	0.10
氯菊酯（permethrin）	0.50
苄呋菊酯（resmethrin）	0.20~0.40

附表 3　适用于防制蚊幼虫的药物剂型和剂量

农药名称	剂型	剂量(有效成分)/（mg/m²）	农药名称	剂型	剂量(有效成分)/（mg/m²）
苏云金杆菌 bacillus thurigiensis israelensis	水分散粒剂	在孳生容器中使用量为1~5mg/L	吡丙醚 pyriproxyfen	颗粒剂	0.5~1.0
双硫磷 temephos	乳油，颗粒剂	5.6~11.2	毒死蜱 cholrpyrifos	乳油	1.1~2.5
除虫脲 diflubenzuron	可湿性粉剂	2.5~10.0	倍硫磷 fenthion	乳油，颗粒剂	2.2~11.2
烯虫酯 methoprene	乳油	2.0~4.0	甲基嘧啶磷 pirimiphos-methyl	乳油	5.0~50.0
双苯氟脲 novaluron	乳油	1.0~10.0			

（三）灭蚊效果评价指标

（1）成蚊：不得有活蚊。

（2）蚊蚴及蛹：容器中不得有活蚊蚴及蛹。

（四）注意事项

（1）内部温度低于15℃的冷冻、冷藏集装箱、货舱一般不实施灭蚊处理（检疫查验发现蚊卵的除外）。

（2）下列对象在发现蚊类时，应在保证货物安全的前提下实施灭蚊处理：有毒有害物品、危险化学品、散装食品、水果、散装饲料、精密仪器、食品接触材料等货物及其装运的集装箱和货舱。

（3）灭蚊处理应在保证灭蚊效果前提下，选择高效低毒的药剂、简便易行方式实施。

附件 11

口岸灭蚊技术操作指南

蚊媒传染病是指经由蚊虫叮咬人体或其他脊椎动物而传播的疾病，包括寨卡病毒病、黄热病、流行性乙型脑炎、疟疾、登革热、基孔肯雅热、西尼罗河热等。为及时、规范、有效地预防和控制此类疾在口岸传播，保障口岸贸易和公共卫生安全，特制定本工作方案。

一、适用范围

（1）适用于口岸出现蚊媒传染病发生时，开展蚊虫应急控制。

（2）适用于蚊虫密度异常增高影响口岸工作人员生活与作业时，开展蚊虫应急控制。

（3）适用于重大活动保障工作中的蚊虫控制。

（4）适用于其他国家发生蚊媒传染病并有病例输入，可能在口岸出现该病传播风险时。

二、物资准备

1. 防护用品

16 层棉纱口罩、长袖工作服、工作帽、护目镜、橡胶手套、长筒胶鞋、雨衣、驱避剂。

2. 监测器械

CO_2 捕蚊器、电动吸蚊器、诱蚊诱卵器、500mL 采样勺、手电筒、体视显微镜、采样箱（冷藏箱）、镊子、螺口采样瓶、采样用吸管、纱布、脱脂棉、乙醚、封口密实袋、工作记录表、标签纸、记录笔、记号笔、GPS 定位系统、数码相机、对讲机等。

3. 控制药物

（1）杀幼剂：安备、蚴克、灭孑块。

（2）滞留性喷洒杀虫剂：卫得、大功达、大灭、都灭。

（3）空间喷洒杀虫剂：水性列喜镇、列凯威、卫豹、优士、灭得优、保安定。

4. 控制器械

车载式喷雾与烟雾机、手推式喷雾机、背负式超低容量喷雾器、手持式烟雾机、背负式常量喷雾器等。

5. 药物配制器具

塑料桶、长镊子、天平、量筒、量杯等。

三、控制技术

(一) 成蚊控制

1. 化学防治

(1) 空间喷洒

1) 范围：口岸室内和室外。

2) 药物及推荐剂量 (见附表 1)。

室内：工作区及人群密集的场所选择低毒的杀虫剂，如列喜镇、优士 (C 型)、卫豹。

外环境可选择灭得优。

附表 1　适用于空间喷洒防制蚊虫的杀虫剂及用量

杀虫剂	有效成份	剂型	使用方法	用量
列喜镇	10.4%S-生物烯丙菊酯＋氯菊酯	水乳剂	室内超低容量	1:9 (原药：溶剂) 0.125mL/m³
优士 (C 型)	16.86%S-生物烯丙菊酯＋氯菊酯	乳油	室外热、冷烟雾	冷雾 1:39，1L/hm² 热雾 1:59，4L/hm²
卫豹	10%胺菊酯＋氯菊酯	微乳剂	室内超低容量	冷雾 1:9，1L/hm² 热雾 1:19，4L/hm²
灭得优	6%富右旋反式烯丙菊酯＋高效氯氰菊酯	乳油	室外热雾	热烟雾 1:24，5L/hm²

注：hm²—公顷 (面积单位)。

3) 器械：超低容量喷雾器 (机)、热烟雾器 (机)。

4) 施药方式：将药物按稀释比例稀释，在区域内，超低容量喷洒按 0.5～1L/hm²、热烟雾喷洒按 1～10L/hm² 进行喷洒，喷洒时间一般在早上 6～8 时和下午 16～19 时进行。

5) 处理周期：连续处理 3 天，每天 1 次；以后每 3 天处理 1 次，根据蚊虫监测结果决定是否再进行处理，直至应急程序结束。

(2) 滞留性喷洒

1) 范围：口岸范围内重要的蚊虫孳生与栖息场所，如办公区周围绿化带、厕所、楼梯死角、纱门、纱窗以及周围环境等。

2) 药物及推荐剂量：高效氯氟氰菊酯 20g · ai/m²、氟氯氰菊酯 40～80g · ai/m²、高效氯氰菊酯 40～80g · ai/m²、顺式氯氰菊酯 20～40g · ai/m²、溴氰菊酯 20g · ai/m²

的可湿性粉剂、水乳剂、乳油等。

3）器械：常量喷雾器。

4）施药方式：将杀虫剂根据推荐使用剂量和处理面吸水量按比例稀释后，均匀地喷洒于重点部位的蚊虫栖息场所。

2.物理防治

1）风幕技术：在口岸联检大厅入口和出口安装和使用风幕机，通过有效风压、风强控制室外蚊虫进入联检大厅。风幕机技术参数包括：风机转速不低于 1500r/min；风幕机出口风速达到 20～38m/s；风机到达地面风速 10～15m/s；风速无级可调。

2）紫外光灭蝇灯：在联检大厅或相关室内场所安装和使用紫外光灭蝇灯。紫外光灭蝇灯参数包括：波长为 365nm；工作电压为 220V 50Hz；功率为 5～8W。

（二）孳生地处理

1.环境治理

对蚊虫孳生阳性的水体依据孳生地性质分别采取翻、清、通、填的分类管理与处置的原则。

（1）翻缸倒罐。清除闲置无用积水容器，清除废弃的容器，暂时闲置未用的容器应当逐一翻转倒置。

（2）清除卫生死角和散在垃圾。清除绿化带和卫生死角内的垃圾，尤其是塑料薄膜、饭盒、纸杯等积水容器。

（3）管理好各类容器。对于储水池或缸等具有使用功能的积水容器应当加盖，或者 5～7 天更换一次水，不能定期换水的可放养食蚊鱼等。

（4）种植水生植物的花瓶、花盆、盆景，每 5～7 天换水一次，冲洗植物根部，彻底冲刷容器内壁；大型莲花缸、池可放养食蚊鱼等，也可投放双硫磷等有机磷缓释剂。

（5）密闭市政管网的井盖，必要时使用双硫磷等杀幼剂。

（6）治理轮胎。轮胎应当整齐叠放在室内或避雨的场所，如堆放在室外要用防雨布严密遮盖；码头具有使用功能的轮胎，应打孔排水，或在轮胎内施放双硫磷等杀幼虫剂。

（7）竹筒、树洞的治理。口岸范围的竹筒、树洞要用灰沙堵塞，或对留根的竹筒，采用"十"字砍刀法，使其有裂缝不再积水。

（8）沟渠、池塘等的管理。或放养食蚊鱼、苏云金杆菌、双硫磷等防制蚊虫。

2.化学防治

对于不能采取环境处理，并且无鱼类的水体，可采用甲基嘧啶磷或双硫磷缓释剂处理。小型流动景观水体、有水生植物的水体可投放生物制剂或昆虫生长调节剂。（杀蚊幼虫的杀虫剂见附表2）。

附表 2　适用于杀蚊幼的杀虫剂及用量

药物种类	使用剂量或浓度	使用方式
双硫磷（安备）	原药 $5.6\sim11.2mg/m^2$，1% 砂粒剂 $0.5\sim1g/m^2$	直接投放
吡丙醚（蚴克）	原药 $5.0\sim10.0mg/m^2$，0.5% 砂粒剂 $1\sim2g/m^2$	直接投放
苏云金杆菌	原药 $0.2\sim1.0mL/m^2$	喷洒（灭伊蚊）

附件 **12**

口岸红外热成像体温监测系统操作规范

一、适用范围

本规范适用于全国口岸出入境人员的红外热成像体温监测。

二、术语和定义

（一）红外热成像体温监测系统

利用红外热成像测温技术和恒温黑体校正技术建立起来的非接触式人体体温监测系统，主要由红外热成像探头、可见光探头、工作站和恒温黑体组成。

（二）恒温黑体

能够吸收外来的全部电磁辐射，并且不会有任何的反射与透射，作为一个恒定温度的热辐射源参与测温系统工作。

（三）发热

当机体在致热源作用下或各种原因引起体温调节中枢的功能障碍时，体温升高超出正常范围（超过 0.5℃）。

三、测温对象

出入境人员。

四、操作程序

（一）准备工作

1. 时间准备

检验检疫人员应于口岸开放前 10min 抵达出入境体温监测岗。

2. 人员准备

每个体温监测岗检验检疫人员不应少于 2 人，保证 1 名经上岗培训人员在岗，其中至少 1 名有医学专业背景；红外体温报警应进行复测，复测岗位的人员应有医学专业背景或经上岗资质培训。

3. 物品准备

（1）测温设备准备：可将红外测温系统设置为口岸开放前 10min 自动开机。

（2）备好相关表格、签字笔等物品。

（二）测温系统状态检查

1. 硬件状态检查

（1）检查测温系统主机是否正常启动。

（2）检查显示屏图像显示是否正常。

（3）以手指点击显示器触摸屏，查看显示器触摸屏感应是否良好。

（4）检查恒温黑体是否运行正常，黑体温度显示是否为设定值。

（5）以热水瓶等发热物为参照，通过红外测温区域，检查测温系统声光报警是否正常。

（6）检查用于录制红外测温过程的硬盘录像机运行是否正常。

2. 软件状态检查

（1）双击红外测温软件，检查软件能否正常启动。

（2）以热水瓶等发热物为参照，通过红外测温区域，检查显示屏中测温十字光标及温度数值是否显示正常，是否始终指向移动中的发热物。

（3）检查发热报警图片存储及读取是否正常。

3. 测温效果检查

（1）测温准确性检查：以 2～3 名现场检验检疫人员为参照，比较测温系统测量所得温度与其水银温度计测量所得腋下温度的差值，差值是否在 ±0.3℃（容许误差）以内。

（2）同一测温仪测温一致性：以 1 名现场工作人员为参照，间隔 5min，先后测两次体温，看两次测量值是否一致，差值是否在 ±0.2℃（容许误差）以内。

（3）不同测温仪测温一致性：同一通道内安装有多个红外测温探头的，检查不同红外测温探头监测同一测温对象的测温结果是否一致，差值是否在 ±0.3℃（容许误差）以内。

4. 异常状态处置

异常状态处置按红外测温仪的说明书进行调整。

（1）测温不准处置

1）原因初判：进入系统高级设置界面，将"显示温度类型"选为"体表温度"，保存后退出该界面；在"报警区域"界面去除黑体屏蔽，观察系统显示黑体发热面温度与其实际设定值（一般为 37℃）是否一致，如误差≤±0.2℃，则初步判定为温差曲线设置不当导致测温不准，否则为系统基本参数设置不当所致。

2）处置方法：温差曲线设置不当导致测温不准的，由现场工作人员重新设置温差曲线；系统基本参数设置不当导致测温不准的，报告本口岸红外测温系统管理员进行处置。

（2）其他情况处置：遇其他异常情况或系统故障，应立即向本口岸红外测温系统管理员报告，或直接联系厂家技术人员进行维护或维修。

（三）温差曲线设置

（1）进入系统高级设置界面，将"显示温度类型"选为"体表温度"，保存后退出该界面。

（2）以 2～3 名现场工作人员为参照，分别站于黑体正下方，使用红外测温系统分别测量其额头表面温度。

（3）使用水银温度计测温以上人员腋下温度。

（4）分别计算以上人员腋下温度与额头表面温度的差值，并得出平均值，即为额温-腋温温差值。

（5）进入系统高级设置界面，点击进入"设置温差曲线"界面，在"体表温度"下分别选取 34、36、38、40，点击"修改"，在"输入温度值"内分别填入以上 4 组数据加上额温-腋温温差值所得数值，保存后退出该界面。

（6）将"显示温度类型"选为"腋下温度"，并按照规定设置报警温度门限最低和最高值（一般设为 37.3℃和 42℃），保存后退出该界面。

（四）体温监测

应要求测温对象去除额头遮挡物，以平缓的步伐直面红外测温探头行进。

1. 实时监视

实时查看测温显示屏，按照测温通道由远及近的顺序，密切关注显示屏中测温对象温度值，重点关注温度显示＞37℃，或体温明显高于周边同伴的出入境人员。

2. 报警查看

当测温系统发出声光报警时，立即查看红外报警截图中测温十字光标指向及温度值。

3. 报警初判

可见光报警截图中测温十字光标指向出入境人员面部（额头为主），为有效报警，判定为疑似体温超标出入境人员；指向出入境人员面部以外其他区域，判定为无效报警。

4. 有效报警处置

（1）报警人员截留

按照可见光报警截图中疑似体温超标出入境人员衣着特征，迅速发现并截留该出入境人员，对疑似体温超标出入境人员做进一步排查。

（2）发热确认

现场可使用手持式测温设备复测人员体温，对显示温度升高的人员，应使用经检定的水银温度计测量其腋下温度。使用前应将校准后的水银温度计汞柱甩至 35℃ 以下，至少测量 2 次，每次间隔 10min，每次测量至少 5min。常态下，腋下温度 ≥ 37.3℃，判定为发热。发生疫情时，根据疫情防控需要和相关文件要求，调整发热的温度判定值及相应测温要求。

（3）人员处置

对发热人员，按照有关规定进行采样、医学检查和流行病学调查；对测温系统误报警人员，排除其他传染病症状后予以放行。

（4）报警截图处理

对所有报警截图进行分类处理。无效报警的，选择"携带物或其他"；手持测温仪或水银温度计复测不发热的，选择"复测正常"；腋下水银温度计复测确认发热的，选择"发热已处理"。保存所有报警截图，截图资料保存 3 个月，保证报警影响可追溯。

（五）结果记录

交班前或接班后，值班人员应填写《口岸体温监测岗值班日志》（见附表 1、附表 2）。

五、统计与归档

各单位应及时做好本口岸红外热成像体温监测数据的统计分析工作，评估测温系统运行状况和使用成效。相关记录表格应及时整理、立卷归档，妥善保存。

_____口岸体温监测岗值班日志

附表 1　交班日志

交班时间		班次	
值班科室		值班人员	
值班期间测温系统状态		□正常　□异常	
异常情况描述（如监测旅客温度显示低于 36℃ 的情况）			
异常情况处置措施及结果			

附表2 接班日志

接班时间		班次	
值班科室		值班人员	

红外测温系统状态检查

检查项目	检查内容	检查结果	
硬件状态检查	主机是否正常启动	□正常	□异常
	显示屏是否正常显示	□正常	□异常
	触摸屏感应是否良好	□正常	□异常
	恒温黑体是否运行正常	□正常	□异常
	系统声光报警是否正常	□正常	□异常
	测温过程录像是否正常	□正常	□异常
软件状态检查	测温软件能否正常启动	□正常	□异常
	测温十字光标及温度数值显示是否正常	□正常	□异常
	报警截图存储及读取是否正常	□正常	□异常

测温效果检查	基准测温准确性		
	黑体实际温度37℃	黑体检测温度　　℃	误差　　℃
	温差曲线设置合理性		
	腋下水银温度　　℃	系统检测温度　　℃	误差　　℃
	同一测温仪测温一致性	□正常	□异常
	不同测温仪测温一致性	□正常	□异常

异常情况描述（如监测旅客温度显示低于36℃的情况）	
异常情况处置措施及结果	

注：1. 基准测温准确性检查中，"黑体检测温度"为体表温度监测模式下，测温系统检测黑体发热面显示的温度值，误差="黑体检测温度"-37。

2. 温差曲线设置合理性检查中，所涉及温度均为测量现场工作人员的平均温度，误差=系统检测温度-腋下水银温度。

附录 4

关于防控寨卡病毒病疫情传入我国的公告

(2016 年第 20 号)

根据世界卫生组织（WHO）通报，2015 年 5 月，巴西报告首例寨卡病毒病病例。2016 年 2 月 2 日（北京时间），WHO 宣布，新生儿小头症和其他神经系统病变，构成"国际关注的突发公共卫生事件"，这些病例可能与寨卡病毒流行密切相关。截至 2016 年 2 月底，美洲、大洋洲、亚洲、非洲等 40 个国家和地区报告本地感染病例。当前寨卡病毒在全球范围的传播出现上升态势，疫情跨境传播风险加大，欧洲、北美等地的多个国家报告发现输入性病例，我国大陆已出现 10 例输入性病例，同时我国台湾也报告 1 例输入性病例。2015 年 12 月，质检总局发布了关于防止寨卡病毒感染疫情传入我国的公告。根据当前各国寨卡病毒病疫情形势，为进一步防控寨卡病毒病传入我国，根据《中华人民共和国国境卫生检疫法》及其实施细则、《突发公共卫生事件应急条例》《国际卫生条例（2005）》的有关规定，现公告如下：

（一）来自有报告本地感染病例国家和地区的人员，如有发热、头痛、肌肉和关节痛及皮疹等症状者，出入境时应当主动向出入境检验检疫机构口头申报。入境后出现上述症状者，应当立即就医，并向医生说明近期的旅行史，以便及时得到诊断和治疗。

（二）来自上述国家和地区的人员，应当配合出入境检验检疫机构开展体温检测、医学巡查、流行病学调查和医学检查。出入境检验检疫机构应配备寨卡病毒检测试剂，开展快速检测和实验室检测等工作；对主动申报或现场发现有发热、头痛以及红疹等症状或体征的人员，应当详细排查，并按照有关规定进行采样检测，同时采取相应的医学措施；对发现的病例或者疑似病例，由指定医疗机构及时进一步诊治，各地疾控部门同时做好后续追踪管理，一旦发现确诊为输入性寨卡病毒病病例，应当按照有关要求及时上报。

（三）来自上述国家和地区的交通工具和集装箱应当经过有效的灭蚊处理，对没有灭蚊处理证明的，应当立即监督实施灭蚊处理。出入境检验检疫机构对来自上述国家和地区的交通工具、货物、集装箱、行李、邮包应当严格进行检疫。

（四）口岸有关部门应当采取有效的灭蚊措施，清除蚊虫孳生场所，降低口岸蚊虫密度。出入境检验检疫机构应当加强口岸卫生监督工作，防止蚊虫在口岸传播寨卡病毒病等传染病。

（五）前往上述国家和地区的人员应当向出入境检验检疫机构及其国际旅行卫生保健中心咨询寨卡病毒有关知识；或登陆质检总局网站（http：//www. aqsiq. gov. cn）卫生检疫专栏、中国疾病预防控制中心网站（http：//www. chinacdc. cn/）查询相关信息，提高防病意识，防止感染寨卡病毒。建议孕妇尽量避免前往发生寨卡病毒病本地感染病例的国家/地区。

（六）寨卡（ZIKA）病毒病是由寨卡病毒引起的一种自限性急性传染病，主要通过埃及伊蚊叮咬传播。临床特征主要为发热、皮疹、关节痛或结膜炎。这些症状在受到蚊子叮咬后 3～12 天出现；80％的病人可能不会出现症状，但受到感染的人员中通常出现的轻微疾病症状可能会持续 2～7 天，极少引起死亡。其临床表现往往与同为蚊媒传播疾病的登革热类似。世界卫生组织（WHO）认为，新生儿小头畸形、格林-巴利综合征可能与寨卡病毒感染有关。寨卡病毒能够通过伊蚊传播，到发生寨卡病毒流行地区旅行，要注意采取个人防护措施，减少蚊虫叮咬。

本公告自发布之日起生效，有效期 12 个月。后续发生寨卡病毒病本地感染病例的国家/地区，按照本公告执行。

附件：发生寨卡病毒病本地感染病例的国家/地区

质检总局　公安部　商务部　交通运输部
国家卫生计生委　海关总署　国家旅游局　中国民用航空局
2016 年 3 月 2 日

附件：

发生寨卡病毒病本地感染病例的国家和地区

（共 40 个，截至 2 月 26 日）

美洲（31）：阿鲁巴、博内尔、巴巴多斯、玻利维亚、巴西、哥伦比亚、哥斯达黎加、库拉索岛、多米尼加共和国、厄瓜多尔、萨尔瓦多、法属圭亚那、瓜德罗普、危地马拉、圭亚那、海地、洪都拉斯、牙买加、马提尼克岛、墨西哥、尼加拉瓜、巴拿马、巴拉圭、波多黎各、法属圣马丁、荷属圣马丁、圣文森特和格林纳丁斯、苏里南、美属维尔京群岛、委内瑞拉、特立尼达和多巴哥

大洋洲（6）：美属萨摩亚、萨摩亚、所罗门群岛、马绍尔群岛、汤加、瓦努阿图

亚洲（2）：马尔代夫、泰国

非洲（1）：佛得角

附录 5

国家卫生计生委办公厅关于印发寨卡病毒病诊疗方案（2016 年第 2 版）的通知

国卫办医函〔2016〕259 号

各省、自治区、直辖市卫生计生委，新疆生产建设兵团卫生局：

近期，报告寨卡病毒感染病例的国家有增多趋势。截至 2016 年 3 月 8 日，至少在非洲、亚洲、欧洲、美洲的 55 个国家有寨卡病毒传播的证据，以巴西疫情最为严重。2016 年 2 月 9 日我国江西省发现首例输入性病例，截至 2016 年 3 月 11 日共发现输入性病例 13 例。为做好寨卡病毒病医疗救治相关工作，我委组织专家在借鉴世界卫生组织有关指南和总结国内有关病例救治经验的基础上，对寨卡病毒病诊疗方案进行修订完善，形成《寨卡病毒病诊疗方案（2016 年第 2 版）》（可从国家卫生计生委网站下载）。现印发给你们，请参照执行。

各地卫生计生行政部门特别是与疫情发生地有人员往来的口岸地区卫生计生部门，要继续做好寨卡病毒疫情防控和医疗救治准备工作，保持与口岸卫生检疫、交通等部门的沟通与联动，保证各项防控措施落实到位。要加强病例管理，做到早发现、早诊断、早治疗，按照诊疗方案有关要求为患者提供规范的诊疗服务，做好病例防蚊隔离工作。加强医务人员培训，提高寨卡病毒病早期识别和诊疗能力。有疾病传播蚊媒分布的省份要加强环境卫生整治，根据蚊媒监测情况及时、有效开展灭蚊工作，降低蚊媒疾病传播风险。

联 系 人：国家卫生计生委医政医管局肖奎、胡瑞荣

联系电话：010 - 68791885、68791887

传　　真：010 - 68792963

邮　　箱：bmaylzyc@163.com

国家卫生计生委办公厅

2016 年 3 月 17 日

寨卡病毒病诊疗方案

（2016 年第 2 版）

寨卡（Zika）病毒病是由寨卡病毒引起的一种自限性急性传染病，主要通过埃及伊蚊叮咬传播。临床特征主要为皮疹、发热、关节痛或结膜炎，极少引起死亡。世界卫生组织（WHO）认为，新生儿小头畸形、格林-巴利综合征（吉兰-巴雷综合征）可能与寨卡病毒感染有关。

寨卡病毒病主要在全球热带及亚热带地区流行。1952 年，在乌干达和坦桑尼亚的人体中分离到该病毒。此后，多个国家有散发病例报道。2007 年，首次在西太平洋国家密克罗尼西亚的雅普岛发生寨卡病毒疫情暴发。截至 2016 年 3 月 8 日，至少在非洲、亚洲、欧洲、美洲的 55 个国家有寨卡病毒传播的证据，以巴西疫情最为严重。我国于 2016 年 2 月 9 日在江西省发现首例输入性病例，截至 2016 年 3 月 11 日共发现输入性病例 13 例。

一、病原学

寨卡病毒是一种蚊媒病毒，于 1947 年首次在乌干达恒河猴中发现。属黄病毒科黄病毒属，为单股正链 RNA 病毒，直径 40～70nm，有包膜，包含 10794 个核苷酸，编码 3419 个氨基酸。根据基因型别分为非洲型和亚洲型，本次美洲流行的为亚洲型。

寨卡病毒的抵抗力不详，但黄病毒属的病毒一般不耐酸、不耐热。60℃ 30min 可灭活，70％乙醇、0.5％次氯酸钠、脂溶剂、过氧乙酸等消毒剂及紫外线照射均可灭活。

二、流行病学特征

（一）传染源

患者、无症状感染者和感染寨卡病毒的非人灵长类动物是该病的可能传染源。

（二）传播途径

带病毒的伊蚊叮咬是本病最主要的传播途径。传播媒介主要为埃及伊蚊，白纹伊蚊、非洲伊蚊和黄头伊蚊也可能传播该病毒。亦可通过母婴传播（包括宫内感染和分娩时感染）、血源传播和性传播。

病毒血症持续时间一般在 10 天以内。在感染者的唾液、尿液、精液中可检测到寨卡病毒 RNA，且持续时间可长于病毒血症期。乳汁中可检测到寨卡病毒核酸，但尚无通过哺乳感染新生儿的报道。

根据监测，我国与传播寨卡病毒有关的伊蚊种类主要为埃及伊蚊和白纹伊蚊，其中埃及伊蚊主要分布于海南省、广东省雷州半岛、云南省的西双版纳州、德宏州、临沧市以及台湾部分地区；白纹伊蚊则广泛分布于我国辽宁、河北、山西、陕西、甘肃、四川、西藏一线及以南广大区域。

（三）人群易感性

人群普遍易感。曾感染过寨卡病毒的人可能对再次感染具有免疫力。

三、临床表现

寨卡病毒病的潜伏期一般为 3～12 天。人感染寨卡病毒后，仅 20% 出现症状，且症状较轻，主要表现为皮疹（多为斑丘疹）、发热（多为中低度发热），并可伴有非化脓性结膜炎、肌肉和关节痛、全身乏力以及头痛，少数患者可出现腹痛、恶心、腹泻、黏膜溃疡、皮肤瘙痒等。症状持续 2～7 天缓解，预后良好，重症与死亡病例罕见。婴幼儿感染病例还可出现神经系统、眼部和听力等改变。

孕妇感染寨卡病毒可能导致胎盘功能不全、胎儿宫内发育迟缓、胎死宫内和新生儿小头畸形等。

有与寨卡病毒感染相关的格林-巴利综合征（吉兰-巴雷综合征，Guillain – Barre Syndrome）病例的报道，但二者之间的因果关系尚未确定。

四、实验室检查

（一）一般检查

血常规：部分病例可有白细胞和血小板减少。

（二）血清学检查

（1）寨卡病毒 IgM 检测：采用酶联免疫吸附法（ELISA）、免疫荧光法等进行检测。

（2）寨卡病毒中和抗体检测：采用空斑减少中和试验（PRNT）检测血液中和抗体。应尽量采集急性期和恢复期双份血清开展检测。

寨卡病毒抗体与同为黄病毒属的登革病毒、黄热病毒和西尼罗病毒抗体等有较强的交叉反应，易于产生假阳性，在诊断时应注意鉴别。

（三）病原学检查

（1）病毒核酸检测：采用荧光定量 RT – PCR 检测血液、尿液、精液、唾液等标本中的寨卡病毒核酸。

（2）病毒抗原检测：采用免疫组化法检测寨卡病毒抗原。

（3）病毒分离培养：可将标本接种于蚊源细胞（C6/36）或哺乳动物细胞（Vero）等方法进行分离培养，也可使用乳鼠脑内接种进行病毒分离。

五、诊断和鉴别诊断

（一）诊断依据

根据流行病学史、临床表现和相关实验室检查综合判断。

（二）病例定义

（1）疑似病例：符合流行病学史且有相应临床表现。

1）流行病学史：发病前 14 天内在寨卡病毒感染病例报告或流行地区旅行或居住；或者接触过疑似、临床诊断或确诊的寨卡病毒病患者。

2）临床表现：难以用其他原因解释的发热、皮疹、关节痛或结膜炎等。

（2）临床诊断病例：疑似病例且寨卡病毒 IgM 抗体检测阳性，同时排除登革热、流行性乙型脑炎等其他常见黄病毒感染。

（3）确诊病例：疑似病例或临床诊断病例经实验室检测符合下列情形之一者：

1）寨卡病毒核酸检测阳性。

2）分离出寨卡病毒。

3）恢复期血清寨卡病毒中和抗体阳转或者滴度较急性期呈 4 倍以上升高，同时排除登革热、流行性乙型脑炎等其他常见黄病毒感染。

（三）鉴别诊断

需要和以下疾病进行鉴别诊断：

（1）主要与登革热和基孔肯雅热进行鉴别诊断。

（2）其他：与微小病毒、风疹、麻疹、肠道病毒、立克次体病等相鉴别。

六、治疗

（一）一般治疗

寨卡病毒病通常症状较轻，不需要做出特别处理，以对症治疗为主，加强营养支持。在排除登革热之前避免使用阿司匹林等非甾体类抗炎药物治疗。

（二）对症治疗

（1）高热不退患者可服用解热镇痛药，如对乙酰氨基酚，成人用法为 250～500mg/次、每日 3～4 次，儿童用法为每次 10～15mg/kg（体重），可间隔 4～6h1 次，24h 内不超过 4 次。儿童应避免使用阿司匹林以防并发 Reye 综合征。

（2）伴有关节痛患者可使用布洛芬，成人用法为 200～400mg/次，4～6h1 次，儿童每次 5～10mg/kg（体重），每日 3 次。

（3）伴有结膜炎时可使用重组人干扰素 α 滴眼液，1～2 滴/次滴眼，每日 4 次。

（三）中医药治疗

本病属中医"瘟疫·疫疹"范畴，可参照"疫疹"辨证论治。

1. 邪犯卫表证

症状：皮疹、发热、恶风寒、咽痛、肌肉骨节疼痛，或见肌肤疹点隐约，或头颈皮肤潮红、目赤多泪。可见舌尖边红，脉浮数。

治法：清热解表。

基本方药：银花、连翘、荆芥穗、赤芍、青蒿、淡豆豉、黄芩、柴胡。

加减：目赤者，加菊花、夏枯草；肌肤疹点显露者，加升麻、紫草；热甚者，加生石膏、知母。

中成药：可选用清热解表类中成药。

2. 邪郁气营证

症状：发热，口渴，疹点稠密，紫赤成片，头痛，骨节疼痛。可见舌质红绛，脉数。

治法：清营透邪。

基本方药：生地、赤芍、丹皮、紫草、银花、连翘、白茅根、青蒿、炒栀子、生石决明。

加减：大便秘结者，加生大黄、枳实；热甚者，加生石膏；头疼甚者，加钩藤；关节疼痛重者，加松节、桑枝。

中成药：可选用清营透邪类中成药。

3. 气阴两虚证

症状：热退，神疲，口干，少气，斑疹渐隐，小便黄。可见舌红、少苔，脉细。

治法：益气养阴。

基本方药：北沙参、麦冬、山药、五味子、天花粉、淡竹叶、白茅根、麦芽。

中成药：可选用益气养阴类中成药。

（四）其他

对感染寨卡病毒的孕妇，建议定期产检，每 3～4 周监测胎儿生长发育情况。

七、出院标准

综合评价住院患者病情转归情况以决定出院时间。建议出院时应符合以下条件。

（1）体温正常，临床症状消失。

（2）血液核酸连续检测 2 次阴性（间隔 24h 以上）；不具备核酸检测条件者，病程不少于 10 天。

八、预防

目前尚无疫苗进行预防，最佳预防方式是防止蚊虫叮咬。建议准备妊娠及妊娠期女性谨慎前往寨卡病毒流行地区。

患者及无症状感染者应当实施有效的防蚊隔离措施 10 天以上，4 周内避免献血，2～3 个月内如发生性行为应使用安全套。

附录 6

国家卫生计生委办公厅关于印发寨卡病毒病防控方案（第二版）的通知

国卫办疾控函〔2016〕311 号

各省、自治区、直辖市卫生计生委，新疆生产建设兵团卫生局，中国疾病预防控制中心：

2016 年 2 月，我委印发了《寨卡病毒病防控方案（第一版）》（国卫发明电〔2016〕4 号）。为适应防控形势的变化，进一步做好防控工作，切实维护人民群众身体健康和生命安全，我委组织对此方案进行了修订，形成《寨卡病毒病防控方案（第二版）》（可从国家卫生计生委网站 www.nhfpc.gov.cn 下载）。现印发给你们，请参照执行。

国家卫生计生委办公厅

2016 年 3 月 28 日

寨卡病毒病防控方案（第二版）

寨卡病毒病是由寨卡病毒引起并通过蚊媒传播的一种自限性急性疾病。寨卡病毒主要通过埃及伊蚊叮咬传播，临床特征主要为发热、皮疹、结膜炎或关节痛，极少引起死亡。世界卫生组织认为，新生儿小头畸形、格林-巴利综合征可能与寨卡病毒感染有关。

寨卡病毒最早于 1947 年在乌干达发现，目前寨卡病毒病主要流行于拉丁美洲及加勒比、非洲、东南亚和太平洋岛国等国家和地区。我国目前已有寨卡病毒病输入病例，在有伊蚊分布的地区存在发生本地传播的风险。

一、疾病概述

（一）病原学

寨卡病毒属黄病毒科黄病毒属，呈球形，直径约为 40～70nm，有包膜。基因组为单股正链 RNA，长度约为 10.8kg，分为亚洲型和非洲型两个基因型，目前在南美地区流行的病毒为亚洲型。寨卡病毒与同为黄病毒属的登革病毒、黄热病毒及西尼罗病毒等存在较强的血清学交叉反应。病毒可在蚊源细胞（C6/36）、哺乳动物细胞（Vero）等细胞中培养繁殖并产生病变。

寨卡病毒的抵抗力不详，但黄病毒属的病毒一般不耐酸、不耐热，60℃ 30min 可灭活，70％乙醇、0.5％次氯酸钠、脂溶剂、过氧乙酸等消毒剂及紫外照射均可灭活。

（二）流行病学

1. 传染源和传播媒介

（1）传染源：患者、无症状感染者和感染寨卡病毒的非人灵长类动物是该病的可能传染源。

（2）传播媒介：埃及伊蚊为寨卡病毒主要传播媒介，白纹伊蚊、非洲伊蚊、黄头伊蚊等多种伊蚊属蚊虫也可能传播该病毒。

根据监测，我国与传播寨卡病毒有关的伊蚊种类主要为埃及伊蚊和白纹伊蚊，其中埃及伊蚊主要分布于海南省沿海市县及火山岩地区、广东省雷州半岛、云南省的西双版纳州、德宏州、临沧市，以及台湾嘉义县以南及澎湖县部分地区；白纹伊蚊则广泛分布于北至沈阳、大连，经天水、陇南，至西藏墨脱一线及其东南侧大部分地区。

2. 传播途径

（1）蚊媒传播为寨卡病毒的主要传播途径。蚊媒叮咬寨卡病毒感染者而被感染，其后再通过叮咬的方式将病毒传染给其他人。

（2）人与人之间的传播。

母婴传播：有研究证明寨卡病毒可通过胎盘由母亲传染给胎儿。孕妇可能在分娩过程中将寨卡病毒传播给新生儿。在乳汁中曾检测到寨卡病毒核酸，但尚无寨卡病毒通过哺乳感染新生儿的报道。

性传播：寨卡病毒可通过性传播，目前报告的少量病例均为男性患者感染其女性性伴。目前尚无证据表明感染寨卡病毒的女性可将病毒传播给其性伴。

血液传播：寨卡病毒可能通过输血传播，目前已有可能经输血传播的病例报告。

3. 人群易感性

包括孕妇在内的各类人群对寨卡病毒普遍易感。曾感染过寨卡病毒的人可能对再次感染具有免疫力。

4. 潜伏期和传染期

（1）潜伏期：目前该病的潜伏期尚不清楚，有限资料提示可能为 3～12 天。

（2）传染期：患者的确切传染期尚不清楚，有研究表明患者发病早期可产生病毒血症，具备传染性。病毒血症期多为 5～7 天，一般从发病前 2～3 天到发病后 3～5 天，部分病例可持续至发病后 11 天。患者尿液可检出病毒，检出持续时间长于血液标本。

患者唾液也可检出病毒，病毒载量可高于同期血液标本。病毒在患者精液中持续检出时间长，个别病例发病后 62 天仍可检出病毒核酸。无症状感染者的传染性及期限尚不明确。

5. 地区分布

寨卡病毒病目前主要流行于拉丁美洲及加勒比、非洲、东南亚和太平洋岛国等国家和地区。1947 年病毒发现至 2007 年以前，寨卡病毒病主要表现为散发。2007 年在太平洋岛国出现暴发疫情。2013～2014 年在南太平洋的法属波利尼西亚发生暴发疫情，报告病例约 10000 例。2015 年开始蔓延至拉丁美洲及加勒比多个国家。北美洲的美国、加拿大，亚洲及欧洲部分国家有输入病例报告。我国目前有输入病例报道，随着蚊媒活跃季节的到来，有伊蚊分布的地区存在发生本地传播的风险。

6. 发病季节特点

寨卡病毒病发病季节与当地的媒介伊蚊季节消长有关，疫情高峰多出现在夏秋季。在热带和亚热带地区，寨卡病毒病一年四季均可发病。

（三）临床表现

临床症状包括发热、皮疹（多为斑丘疹）、结膜炎、关节痛及肌肉痛等。感染寨卡病毒后，约 80％的人为隐性感染，仅有 20％的人出现上述临床症状，一般持续 2～7 天后自愈，重症和死亡病例少见。

寨卡病毒感染可能导致少数人出现神经系统和自身免疫系统并发症。越来越多研究结果提示，孕妇感染寨卡病毒可能导致新生儿小头畸形。

二、诊断、报告和治疗

（一）诊断

各级各类医疗机构应按照《寨卡病毒病诊疗方案》做好相关病例的诊断工作。诊断时应注意与登革热、基孔肯雅热等疾病进行鉴别。

各省份发现的首例寨卡病毒感染病例的确诊，应由中国疾病预防控制中心实验室检测复核后予以确认。重症病例、死亡病例以及暴发疫情的指示病例和首发病例标本均应送至中国疾病预防控制中心实验室进行复核检测。

（二）报告

各级各类医疗机构发现寨卡病毒病疑似病例、临床诊断病例或确诊病例时，应于 24h 内通过国家疾病监测信息报告管理系统进行网络直报，报告疾病类别选择"其他传染病中的寨卡病毒病"，如为输入性病例须在备注栏注明来源地区，统一格式为"境外输入/×国家或地区"或"境内输入/×省×市×县"。

各县（区）内出现首例病例，暂按照突发公共卫生事件要求在 2h 内向所在地县级卫生计生行政部门报告，并同时通过突发公共卫生事件信息报告管理系统进行网络报告。接到报告的卫生计生行政部门应当在 2h 内向本级人民政府和上级卫生计生行政部门报告。

（三）治疗

本病一般为自限性疾病，目前尚无针对该病的特异性抗病毒药物，临床上主要采取对症治疗。

三、实验室检测

对疑似病例、临床病例和确诊病例的血液等相关标本进行实验室病原学和血清学检测，对蚊媒标本进行采集、包装、运送和实验室检测，具体方案由中国疾病预防控制中心下发。

寨卡病毒在我国归属于三类病原体，应在生物安全二级实验室（BSL‐2）开展实验室检测。应按照《病原微生物实验室生物安全管理条例》等相关规定要求，做好生物安全防护工作。

四、流行病学调查

疾病预防控制机构在接到病例报告后，应立即组织专业人员开展调查，分析感染来源，搜索可疑病例，评估进一步发生感染和流行的风险。

发现本地感染病例时，应开展病例的主动搜索以及蚊媒应急监测，分析疫情动态，评估流行趋势，及时提出有针对性的控制措施。

对所有散发病例及暴发疫情的指示病例、首发病例、重症、死亡病例，以及因查明疫情性质和波及范围需要而确定的调查对象，均应进行详细个案调查。疫情性质确定后发生的后续病例应收集简要流行病学信息。具体个案调查表和信息收集表由中国疾病预防控制中心下发。

五、预防与控制措施

（一）预防输入及本地传播

1. 关注国际疫情动态

密切追踪寨卡病毒病国际疫情进展信息，动态开展风险评估，为制定和调整本地防控策略与措施提供依据。

2. 根据需要发布旅行健康提示

各地卫生计生部门协助外交、教育、商务、旅游及出入境检验检疫等部门做好前往寨卡病毒病流行区旅行者、居住于流行地区的中国公民及从流行地区归国人员的宣传教育和健康提示。健康教育要点为：防止蚊虫叮咬，若出现发热、皮疹、红眼及肌肉关节痛等症状或体征要及时就医。

3. 对群众开展健康教育

若发现输入病例或者出现本地传播，当地卫生计生行政部门要组织做好对群众的健康教育。健康教育要点为：防止蚊虫叮咬，若出现发热、皮疹、红眼及肌肉关节痛等症状或体征要及时就医。

4. 做好口岸卫生检疫

卫生检疫部门一旦发现疑似病例，应及时通报卫生计生部门，共同做好疫情调查和处置。

（二）病例监测与管理

1. 病例监测与早期发现

各级各类医疗机构发现发热、皮疹、结膜炎及肌肉关节痛的患者，应注意了解患者的流行病学史（流行地区旅行史），考虑本病的可能，并及时采样送检。此外，对于新生儿出现小头畸形的产妇，如有可疑流行病学史，也需考虑寨卡病毒感染的可能。

2. 流行病学调查

对相关病例进行个案调查，重点调查病人发病前 2 周的活动史，查明可疑感染地点，寻找感染来源；同时调查发病后一周的活动史，开展病例搜索，评估发生感染和流行的风险。

3. 病例搜索

对于输入病例，应详细追查旅行史，重点在与其共同出行的人员中搜索。如病例从入境至发病后 1 周曾在本县（区）活动，还应在其生活、工作区域搜索可疑病例。

在出现本地感染散发病例时，以病例住所或与其相邻的若干户、病例的工作地点等活动场所为中心，参考伊蚊活动范围划定半径 200m 之内空间范围为核心区，1 例感染者可划定多个核心区，在核心区内搜索病例。可根据城区或乡村不同建筑类型，推测伊蚊活动范围，适当扩大或缩小搜索半径。

4. 病例管理

病例管理主要包括急性期采取防蚊隔离措施、患者发病后 2～3 个月内应尽量避免性行为或采取安全性行为。

防蚊隔离期限为从发病之日起至患者血液标本中连续两次病毒核酸检测阴性，两次实验室检测间隔不少于 24h；如果缺乏实验室检测条件则防蚊隔离至发病后 10 天。防蚊措施包括病房/家庭安装纱门、纱窗，清除蚊虫孳生环境；患者采取个人防蚊措施，如使用蚊帐、穿长袖衣裤、涂抹驱避剂等。

应向男性患者提供病毒传播、疾病危害和个人防护等基本信息。男性患者发病后 2～3 个月内应尽量避免性行为或每次性行为中全程使用安全套。如果其配偶处于妊娠期，则整个妊娠期间应尽量避免性行为或每次性行为中全程使用安全套。

如果经检测发现无症状感染者，应采取居家防蚊隔离措施，防蚊隔离期限为自检测之日起 10 天；自检测之日起 2～3 个月内尽量避免性行为或采取安全性行为。

医疗卫生人员在开展诊疗及流行病学调查时，应采取标准防护措施。在做好病例管理和一般院内感染控制措施的基础上，医疗机构，特别是收治病例的病区，应严格落实防蚊灭蚊措施，防止院内传播。病例的尿液、唾液及其污染物的处理按照《医院感染管理办法》和《医疗废物管理条例》等相关规定执行。

（三）媒介监测与控制

有媒介分布地区，除做好上述工作外，还需做好媒介监测与控制工作。

1. 日常监测与控制

各级卫生计生行政部门负责领导并组织当地疾病预防控制机构开展以社区为基础的伊蚊密度监测，包括伊蚊种类、密度、季节消长等。日常监测范围、方法及频次要求同登革热，可参照《登革热媒介伊蚊监测指南》中的常规监测进行。

当发现媒介伊蚊布雷图指数及诱蚊诱卵器指数超过 20 时，应及时提请当地政府组织开展爱国卫生运动，清除室内外各种媒介伊蚊的孳生地及开展预防性灭蚊运动，降低伊蚊密度，以降低或消除寨卡病毒病等蚊传疾病的暴发风险。

2. 应急监测与控制

当有寨卡病毒病病例出现且以疫点为圆心 200m 半径范围内布雷图指数或诱蚊诱卵指数≥5、警戒区（核心区外展 200m 半径范围）≥10 时，其他区域布雷图指数或诱蚊诱卵器指数大于 20 时，应启动应急媒介伊蚊控制。

媒介伊蚊应急控制要点包括：做好社区动员，开展爱国卫生运动，做好蚊虫孳生地清理工作；教育群众做好个人防护；做好病例和医院防蚊隔离；采取精确的疫点应急成蚊杀灭；根据媒介伊蚊抗药性监测结果指导用药，加强科学防控等。通过综合性的媒介伊蚊防控措施，尽快将布雷图指数或诱蚊诱卵器指数控制在 5 以下。

（四）宣传与沟通

存在流行风险的地区应全民动员，采取多种有效形式，以通俗易懂的方式开展健康教育活动。宣传要点包括：寨卡病毒病主要由伊蚊（俗称花斑蚊或花蚊子）叮咬传播；伊蚊在室内外的水缸、水盆、轮胎、花盆、花瓶等积水容器中孳生繁殖；翻盆倒罐清除积水，清除蚊虫孳生地可以预防寨卡病毒病流行；在发生疫情的地区要穿长袖衣裤，在身体裸露部位涂抹防蚊水、使用驱蚊剂或使用蚊帐、防蚊网等防止蚊虫叮咬。

除一般旅行健康提示外，应提醒孕妇及计划怀孕的女性谨慎前往寨卡病毒病流行的国家或地区，如确需赴这些国家或地区时，应严格做好个人防护措施，防止蚊虫叮咬。若怀疑可能感染寨卡病毒时，应及时就医，主动报告旅行史，并接受医学随访。

（五）培训和实验室能力建设

1. 强化医务人员培训，提高疾病识别能力

开展医务人员诊疗知识培训，提高疾病诊断与识别能力。重点地区应在每年流行季节前，结合登革热、基孔肯雅热的防控工作开展基层医务人员寨卡病毒病相关知识的强化培训，增强对寨卡病毒病的认识，及时发现和报告疑似寨卡病毒感染病例。

2. 建立寨卡病毒检测能力

建立和逐步推广寨卡病毒的实验室检测技术。各省级疾病预防控制中心要尽快建立实验室检测的相关技术和方法，做好实验室技术和试剂储备，逐步提高基层疾病预防控制中心对该病的实验室检测能力，以应对可能发生的疫情。

中国疾病预防控制中心关于印发寨卡病毒病防控方案（第二版）相关技术文件的通知

（中疾控传防发〔2016〕41号）

各省（自治区、直辖市）疾病预防控制中心，新疆生产建设兵团疾病预防控制中心：

为进一步做好寨卡病毒病的预防控制工作，国家卫生计生委于2016年3月29日下发了《寨卡病毒病防控方案（第二版）》。为贯彻落实第二版方案的工作要求，指导各地开展寨卡病毒病实验室检测和流行病学调查等工作，受国家卫生计生委委托，我中心组织专家制定了相关技术文件。现印发你们，请参照执行。

相关技术文件的电子版可在中国疾病预防控制中心网站下载（http：//www. chinacdc. cn/jkzt/crb/ablcxr_8561/）。

附件：1. 寨卡病毒实验室检测技术方案

2. 寨卡病毒病流行病学个案调查表

3. 寨卡病毒病入户调查登记表

附件1

寨卡病毒实验室检测技术方案

寨卡病毒（Zika Virus）属黄病毒科（Flaviviridae）黄病毒属（Flavivirus），呈球形，直径约为40～70nm，有包膜。基因组为单股正链RNA，长度约为10.8Kb，可分为亚洲型和非洲型两个基因型。

寨卡病毒病的检测方法包括病毒核酸检测、IgM抗体检测、中和抗体检测和病毒分离等。寨卡病毒与黄病毒属其他病毒具有较强的血清学交叉反应，目前主要采用病毒核酸检测。

一、检测对象

（一）疑似和临床诊断病例。

（二）伊蚊成蚊和幼虫。

二、样本采集、保存和运输

（一）病例标本采集

对怀疑感染寨卡病毒的患者，要尽早采集血标本，同时要采集尿液和唾液标本。如果临床高度怀疑男性为寨卡病毒病，在上述标本无法确诊时，可考虑采集精液开展检测。

血液标本采集办法：用无菌真空干燥管，采集患者非抗凝血5mL，及时分离血清，分装2管，保存于带螺旋盖、内有垫圈的冻存管内，标记清楚后低温保存，其中1管用于现场实验室检测，1管用于上级疾病预防控制机构复核。对病例应尽可能采集双份血液标本，两份标本之间相隔14天为宜，住院病例可于入院当天和出院前1天各采集一份。

尿液标本的采集方法：采集尿液标本10mL，置于无菌50mL塑料尖底离心管中，2000r/min离心5min去沉淀，将上清液分装至无菌15mL离心管中，每份5 mL。如需采集精液标本，应在采集精液标本前采集尿液标本。

唾液标本的采集方法：将唾液吐入50mL塑料尖底离心管中，4000r/min离心15min去沉淀，将离心后上清液分装，分装2管，每份1 mL，保存于带螺旋盖、内有垫圈的冻存管内后保存。

采集精液开展实验室检测时，需采集标本1～2 mL，置于无菌干燥、带螺旋盖、内有垫圈的冻存管内后保存。

（二）蚊媒标本采集

疫点内采集的伊蚊成蚊及幼虫，分类鉴定后，填写媒介标本采集信息表，按照采集地点分装，每管 10～20 只。

（三）标本保存、运送

如标本能够在 24h 内开展实验室检测，应将标本置于 2～8℃ 保存；不能及时检测的标本应尽快置于 −70℃ 以下保存。

标本运送时采用低温冷藏运输，避免冻融，样本运输应遵守国家相关生物安全规定。

三、检测方法

寨卡病毒病的检测方法包括病毒核酸检测、IgM 抗体检测、中和抗体检测和病毒分离等。寨卡病毒与黄病毒属其他病毒具有较强的血清学交叉反应，目前主要采用病毒核酸检测。

开展蚊媒寨卡病毒检测时，主要对捕获的伊蚊成蚊或幼虫进行病毒核酸检测和病毒分离。

开展寨卡病毒实验室检测时，应同时考虑登革病毒和基孔肯雅病毒感染可能。登革病毒和基孔肯雅病毒实验室检测应按照相应的技术指南开展。

（一）临床标本检测

1. 病原学检测

病原学检测主要适用于急性期血液标本，一般认为发病 7 天内检测阳性率高。

（1）核酸检测：采用荧光定量 RT－PCR 方法，是目前早期诊断寨卡病毒病的主要检测手段。可采用中国疾病预防控制中心病毒病所发放的荧光定量 PCR 试剂或其他商品化试剂盒进行检测。

（2）病毒分离：将标本接种于蚊源细胞（C6/36）或哺乳动物细胞（BHK21、Vero）进行分离培养，出现病变或 5～7 天以后，用检测核酸的方法鉴定病毒。也可使用乳鼠脑内接种进行病毒分离。

2. 血清学检测

（1）血清特异性 IgM 抗体：发病 3 天后可检出病毒特异性 IgM 抗体，但发病 7 天后检出率高。可采用 ELISA、免疫荧光等方法检测。IgM 抗体阳性，提示患者可能新近感染寨卡病毒，但寨卡病毒 IgM 抗体与登革病毒、黄热病毒和西尼罗病毒等黄病毒有较强的交叉反应，易于产生假阳性。

（2）中和抗体：采用空斑减少中和试验方法检测。患者恢复期血清中和抗体阳转或滴度较急性期呈 4 倍及以上升高，且排除登革、乙脑等其他常见黄病毒感染，可以确诊。

3. 其他标本检测

尿液、唾液和精液标本的检测可用血清病毒 RNA 提取试剂盒及核酸特异性检测试剂进行检测，结果判定同血清标本。

（二）媒介标本检测

1. 标本处理

将分类后的伊蚊成蚊或幼虫，按照采集地点，每 10～20 只为一份进行研磨处理。

2. 病毒核酸检测

用 RT - PCR 的方法进行寨卡病毒核酸检测。

3. 病毒分离

病毒核酸阳性的标本进行病毒分离。

四、生物安全

寨卡病毒按照第三类病原微生物进行管理。凡涉及寨卡病毒的分离、培养、未经培养的感染材料等的操作应在生物安全二级（BSL - 2）实验室进行；灭活材料和无感染性材料的操作可在生物安全一级（BSL - 1）实验室进行。病毒培养物的运输应满足国际民用航空组织公布的《危险物品安全航空运输技术细则》（Doc9284 号文件）A 类感染性物资的包装要求，对应的联合国编号为 UN2814；未经培养的感染性材料（包括患者血、尿液、唾液或动物体液标本以及现场采集的媒介生物标本等）运输时应满足 B 类感染性物质的包装要求，对应的联合国编号为 UN3373。开展相关运输活动须按照原卫生部发布的第 45 号令《可感染人类的高致病性病原微生物菌（毒）种或样本运输管理规定》进行审批后，方可实施运输。

附件 **2**

寨卡病毒病流行病学个案调查表

一、基本情况

（一）患者姓名：＿＿＿＿＿＿＿　　联系电话：＿＿＿＿＿＿＿

如患者年龄＜14岁，则家长姓名：＿＿＿＿＿＿＿联系电话：＿＿＿＿＿＿＿

（二）性别：（1）男　　　（2）女

（三）年龄：＿＿＿＿＿＿岁

（四）家庭住址：＿＿＿＿＿省（自治区/直辖市）＿＿＿＿＿市＿＿＿＿＿县（市/区）＿＿＿＿＿乡（镇/街道）＿＿＿＿＿村（居委会）

（五）工作单位：＿＿＿＿＿＿＿＿＿＿＿＿＿＿

（六）职业：

（1）幼托儿童（2）散居儿童（3）学生（4）教师（5）保育保姆（6）饮食从业人员（7）商业服务（8）医务人员（9）工人（10）民工（11）农民（12）牧民（13）渔（船）民（14）干部职员（15）离退人员（16）家务待业（17）其他

（七）若是输入性病例，请填写以下内容：

1. 国籍＿＿＿＿＿＿＿＿＿＿＿

2. 从何处入境本地：＿＿＿＿＿＿＿＿＿＿＿

3. 入境口岸＿＿＿＿＿＿＿＿＿＿＿；入境时间：＿＿年＿＿月＿＿日

4. 入境原因：（1）旅行　　（2）商贸往来　　（3）留学　　（4）探亲访友　　（5）其他

＿＿＿＿＿＿＿＿＿＿＿

5. 入境后到经地区及停留时间：

　　地点1：＿＿＿＿＿＿＿；日期：＿＿年＿＿月＿＿日至＿＿年＿＿月＿＿日

　　地点2：＿＿＿＿＿＿＿；日期：＿＿年＿＿月＿＿日至＿＿年＿＿月＿＿日

二、发病与临床症状

（一）发病日期：＿＿＿＿＿年＿＿＿＿＿月＿＿＿＿＿日

（二）首发症状：＿＿＿＿＿＿＿＿＿＿＿

（三）相关症状体征：

1. 发热（38℃以上）：（1）有（2）无（3）不详

如有，则日期：＿＿月＿＿日至＿＿月＿＿日，最高体温＿＿＿＿＿℃，或（未）检测

2. 关节痛：（1）有（2）无（3）不详

主要累及的关节为（可多选）：①手腕②脚踝③脚趾④手指⑤膝⑥肘⑦肩关节⑧脊柱⑨其他

3. 肌肉痛：（1）有（2）无（3）不详

如有，部位：_____

4. 皮疹：（1）有（2）无（3）不详

皮疹为：①斑丘疹②麻疹样皮疹条/线状③猩红热样皮疹簇状④红斑疹⑤其他

皮疹部位（可多选）：①全身②躯干③四肢④面部⑤其他

5. 头痛：（1）有（2）无（3）不详

6. 结膜充血：（1）有（2）无（3）不详

7. 颜面潮红：（1）有（2）无（3）不详

8. 胸红：（1）有（2）无（3）不详

9. 出血症状：（1）有（2）无（3）不详

如有，则出血部位为（多选）：

①结膜出血②鼻出血③牙龈出血④呕血⑤便血⑥血尿⑦其他

10. 神经症状：（1）有（2）无（3）不详

如有，则日期：____月____至____月____日，症状描述：_____

11. 如为妇女，有无怀孕：（1）有（2）无（3）不详

如有，则孕期为____周

三、就诊情况

就诊日期	就诊医院名称	有无住院	住院日期	备注

四、住所（病家）环境相关因素

（一）使用的防蚊设备（可多选）：（1）蚊帐（2）蚊香（3）纱门/纱窗（4）灭蚊剂（5）其他_____

（二）积水容器类型（可多选）：（1）花瓶（2）瓦盆（3）铁罐（4）碗碟缸（5）池塘（6）树洞（7）竹桩（8）假山（9）盆景（10）其他_____

五、发病前后活动情况

（一）外出史：

1. 发病前 14 天内是否有外出（离开本市县及出境旅行）史：_____（1）是（2）否

如否，跳至"（二）发病前后在本地活动情况"

如是，地点1：＿＿＿＿＿＿；日期：＿＿年＿＿月＿＿日至＿＿年＿＿月＿＿日

地点2：＿＿＿＿＿＿；日期：＿＿年＿＿月＿＿日至＿＿年＿＿月＿＿日

地点3：＿＿＿＿＿＿；日期：＿＿年＿＿月＿＿日至＿＿年＿＿月＿＿日

返回时间（入境时间）：＿＿年＿＿月＿＿日

同行团队名称（或旅行社名称）：＿＿＿＿＿＿＿＿＿＿＿＿

同行人员姓名1：电话：＿＿＿＿＿＿健康状况：＿＿＿＿＿＿

同行人员姓名2：电话：＿＿＿＿＿＿健康状况：＿＿＿＿＿＿

同行人员姓名3：电话：＿＿＿＿＿＿健康状况：＿＿＿＿＿＿

同行人员姓名4：电话：＿＿＿＿＿＿健康状况：＿＿＿＿＿＿

同行人员姓名5：电话：＿＿＿＿＿＿健康状况：＿＿＿＿＿＿

2. 外出期间是否明确有蚊虫叮咬史：（1）是（2）否（3）不详

如是，则叮咬地点为：地点1：＿＿＿＿＿＿；地点2：＿＿＿＿＿＿；地点3：

＿＿＿＿＿＿

（二）发病前后在本地的主要活动情况：（备注栏填写具体地点）

日期	家中	工作单位	公园	运动场所	市场	学校	医院	其他	备注

六、共同暴露者健康状况

（一）有无家庭其他成员/接触者出现过类似症状：（1）有（2）无（3）不详

（二）家中人口数：_____人，出现类似症状者：_____人；

（三）工作单位所在部门人数：_____人，出现类似症状者：_____人；

请将出现类似症状的家庭成员或同事的相关情况填入下表：

姓名	与患者关系	年龄	性别	发病日期	就诊情况	采样日期	备注

七、其他需补充内容

八、备注

（一）血常规检查

（二）病原学诊断检测

（三）病例诊断分类：本病例属于（输入性病例、本地病例）

调查日期：____年____月____日   调查者：_____

附件 3

寨卡病毒病入户调查登记表

调查点名称：_____　　调查人：_____　　联系电话：_____　　调查日期：___年___月___日

门牌号	户主姓名	户内居住人口数	家庭成员姓名	性别	年龄	职业	是否出现以下症状						发病日期	最近 14 天外出情况				是否接受采样检测	采样检测结果	是否列入病例管理	备注
							皮疹	发热℃	肌肉痛	关节痛	结膜炎			其他社区、村	外市	外省	国外				

填写说明：1. 症状：如有相应症状，则填写出现日期；2. 外出史：如有外出，则填地址；3. 如有联系方式请填在备注栏。

口岸寨卡工作纪实

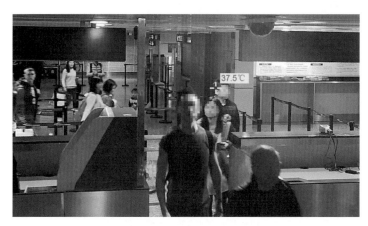

1. 2月12日，中国大陆口岸成功发现的首例输入性寨卡病例
（中立者）入境红外测温图

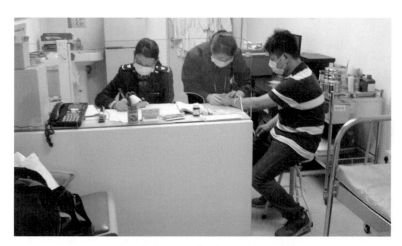

2. 2月12日，广州机场检验检疫局检疫人员为中国大陆口岸成功发现
的首例输入性寨卡病例（右一）开展流行病学调查并采集检测样本

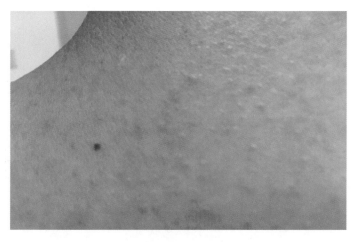

3. 中国大陆口岸成功发现的首例输入性寨卡病例背部皮疹图

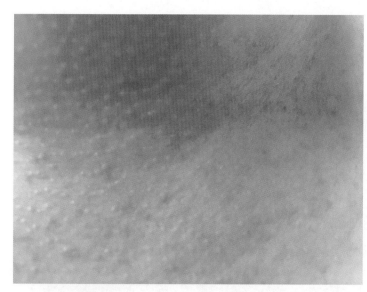
4. 中国大陆口岸成功发现的首例输入性寨卡病例颈部皮疹图

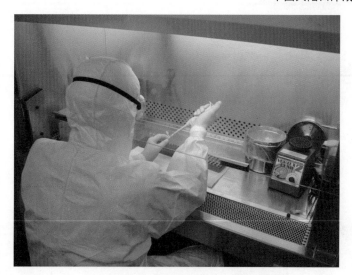
5. 2 月 12 日，广东检验检疫局技术中心卫生检疫实验室（BSL-3）
对口岸首例寨卡感染病例的样本进行检测 1

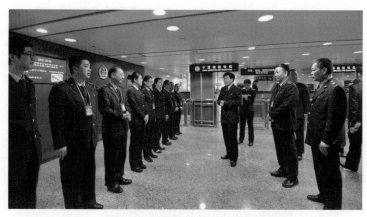
6. 2 月 14 日，广东检验检疫局党组书记，局长詹思明（中立者）
到白云机场口岸一线部署寨卡疫情防控工作

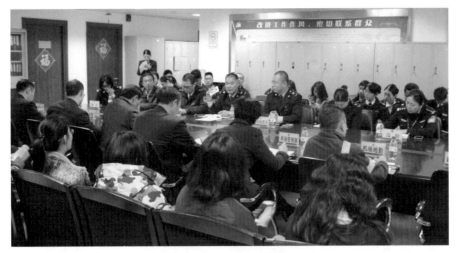

7. 2 月 17 日，白云机场当局、检验检疫、边检、海关、航空公司等
驻场单位召开寨卡疫情联防联控会议

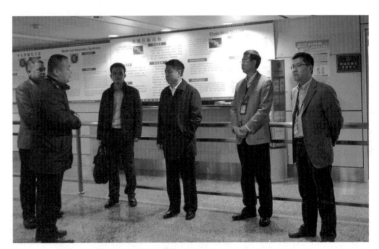

8. 2 月 19 日，国家寨卡病毒疫情防控联合督导组检查白云机场口岸
寨卡防控工作

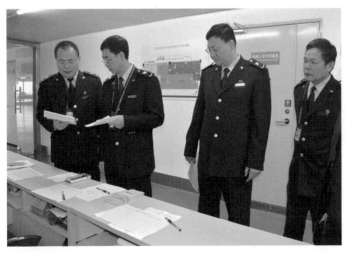

9. 3 月 22 日，广东检验检疫局孟传金（左二）、陈胤瑜副局长（左三）
视察白云机场口岸

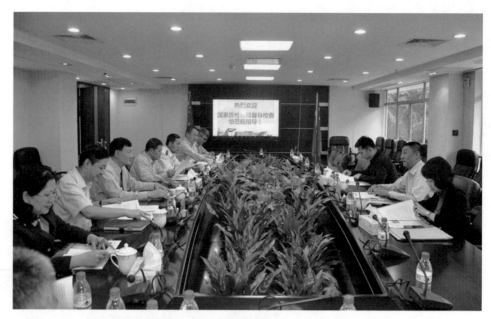

10. 4 月 19 日，国家质检总局督导组督导检查白云机场口岸寨卡防控工作

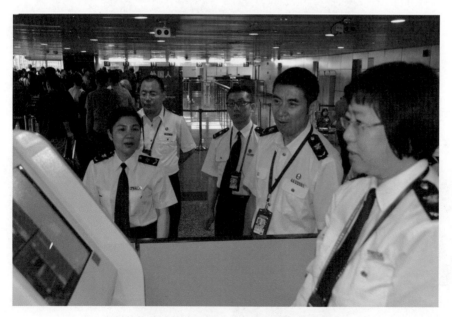

11. 广州机场检验检疫局程海局长调研口岸现场防控设备